保険改定対応

CAD/CAM修復物入門

CAD/CAM冠、CAD/CAMインレー、PEEK冠導入ガイド

疋田一洋 北海道医療大学歯学部　　草間幸夫 西新宿歯科クリニック

デンタルダイヤモンド社

刊行にあたって

　長らく保険診療における修復物は、鋳造歯冠修復が中心となってきた。しかし、2014年にCAD/CAM冠が保険収載になってから、国の方針や歯科医師および患者の意識に少しずつだが変化が現れていると思われる。

　金属は金属アレルギー、細菌付着性やアレルゲンなどの生体親和性の部分で問題視されてきた。加えて、金属価格の市場変動が大きく、時勢に合わせた保険点数の改定は困難な状況である。近年、貴金属やパラジウムなどの価格が高騰したことが、歯科界に大きな変化をもたらした原因の1つであると考えられる。

　2024年6月からは、単冠の鋳造歯冠修復から補綴維持管理料が廃止され、金属に頼らない修復物が主流になる方向性は確実であるとみられる。

　2014年に最初に収載されたCAD/CAM冠においては、導入後の予後について、いくつかの研究報告によれば、当初の予想よりもよい結果を出しており、脱離や破折などの合併症の発生率が低く、審美的・機能的な患者満足度も高いことが報告されている。保険診療でもメタルフリーを目指す大きなソリューションの1つとなったことはいうまでもない。

　2022年に収載されたCAD/CAMインレーは、ダイレクトコンポジットレジンの欠点である隣接面コンタクトの回復の困難性と、不完全な重合による残留モノマーの問題を解決できる。また、接着性修復による二次う蝕の低減や、従来のインダイレクトのコンポジットレジンインレーの保険点数の低さも改善され、多くの点で評価される。

　2024年6月からは口腔内光学印象装置（IOS）による印象加算も収載された。適合精度の向上と通常印象の不快感をなくし、印象材と石膏模型の無駄を排することもできて、時代のトレンドに合った保険収載であると考えられる。

PEEK材が2023年12月より突然ともいうべきタイミングで保険収載になり、すべての大臼歯に適用になったことには驚きを隠せなかったが、従前までは医科から金属アレルギーの診断書をもらわなければ、メタル修復の選択肢しかなかった第2大臼歯と第3大臼歯にメタルフリーの選択肢ができたことを勘案すれば、保険収載は英断であったと関係各位に敬意を評したい。

　ただし、CAD/CAM冠・インレーやPEEK冠は、いままで学校教育で取り入れられていなかったことから、理工学的な知識や金属修復とはまったく異なる形成や接着の理論と手技について、必ずしも保険医全般に周知徹底されているとはいえない。そのため、早急に臨床応用上の留意点を示す必要性を感じる。

　本書では、CAD/CAM冠の保険収載にあたり、デジタル歯科黎明期より、デジタルによる加工方法やマテリアルの開発、臨床試験などに大きく貢献されてきた疋田一洋教授（北海道医療大学歯学部）に、保険診療分野でのデジタル技術の応用におけるこれまでの経緯や理工学的な知見、算定方法などについて、専門的な見地でご執筆いただいた。加えて、臨床部分の記載への監修をお願いすることができた。

　本書が先生方のデジタルの保険診療への一助になれば幸甚である。

2025年1月
草間幸夫

保険改定対応　CAD/CAM修復物入門　CAD/CAM冠、CAD/CAMインレー、PEEK冠導入ガイド

CONTETS

刊行にあたって …………………………………………………………………………………… 4

序章　保険収載への道のり　臨床応用への概論

疋田一洋　北海道医療大学歯学部　口腔機能修復・再建学系　デジタル歯科医学分野

デジタル技術・CAD/CAM冠の保険収載までの道のりと意義、今後の展望 ……… 10

保険のCAD/CAM冠の材料学的な概論 ……………………………………………… 17

1章　保険算定時のポイント

疋田一洋　北海道医療大学歯学部　口腔機能修復・再建学系　デジタル歯科医学分野

算定の仕方 ………………………………………………………………………………… 24

2章　臨床の実際　～診査・診断から接着まで

草間幸夫　東京都・西新宿歯科クリニック

① CAD/CAM冠の予後報告から示唆される配慮すべきポイント ………………… 32

② 診査・診断 …………………………………………………………………………… 34

③ 適応症 ………………………………………………………………………………… 40

④ 形成前のビルドアップ ……………………………………………………………… 44

⑤ 形成 …………………………………………………………………………………… 53

⑥ 印象・咬合採得・シェードテイキング・テンポラリー処置 …………………… 60

⑦ 模型製作とモデルスキャン ………………………………………………… 69

⑧ CADデザイン ……………………………………………………………… 73

⑨ 試適・調整・研磨 …………………………………………………………… 78

⑩ 接着 ………………………………………………………………………… 85

3章 症例呈示

草間幸夫　東京都・西新宿歯科クリニック

① Case1　CAD/CAM冠 ……………………………………………………… 102

② Case2　CAD/CAMインレー ……………………………………………… 106

③ Case3　CAD/CAMインレー ……………………………………………… 108

④【参考症例】CAD/CAMアンレー …………………………………………… 109

⑤【参考症例】CAD/CAMアンレー …………………………………………… 112

column 保険収載のCAD/CAM修復物の「キャラクタライゼーション」 ………………… 114

内堀七海　株式会社セラムジャパン・歯科技工士

column 保険に適用されたCAD/CAM冠とPEEK冠の予後の管理 …………… 117

角田まり子　西新宿歯科クリニック・歯科衛生士

新しい CAD/CAM冠

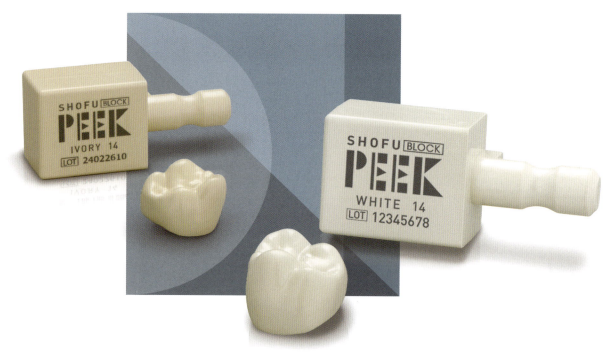

SHOFU BLOCK PEEK

大臼歯保険適用

CAD/CAM 冠用材料（Ⅴ）

高靭性で破折リスクが低いため薄い設計が可能

高い靭性を有する松風ブロックPEEKは破折リスクが低く、従来のCAD/CAM冠と比較して補綴装置を薄く設計することができます。保険材料として大臼歯全般にご利用いただけます。

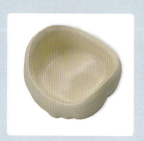

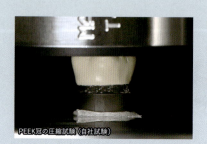

PEEK冠の圧縮試験（自社試験）

PEEKは高靭性

PEEK冠を金属支台歯に装着したモデルに対して圧縮試験を行い、高い靭性を確認しました。

圧縮試験動画はこちら

松風ブロック PEEK
5個入……￥28,000
［サイズ］1種：サイズ14　［色調］1色：アイボリー、ホワイト

価格は2025年1月現在の標準医院価格（消費税抜き）です。

販　売　名…………松風ブロック PEEK
一般的名称…………歯科切削加工用レジン材料
承認・認証・届出番号……管理医療機器 医療機器認証番号 303AGBZX00083A01

製品の詳細はこちらまで
www.shofu.co.jp　松風　検索

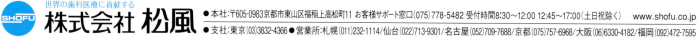

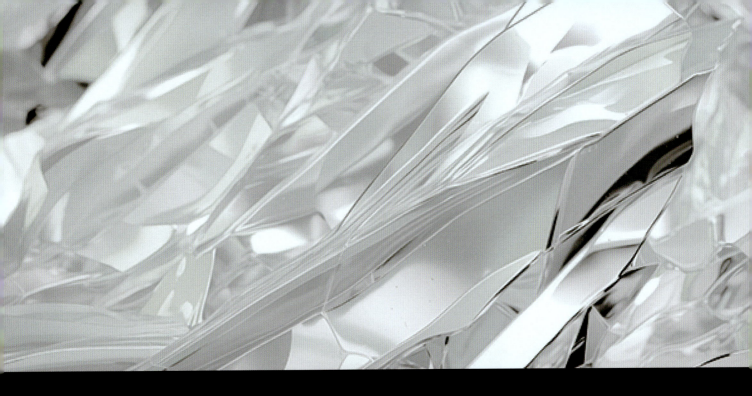

序章 保険収載への道のり／臨床応用への概論

疋田一洋 *Kazuhiro HIKITA* ◆ 北海道医療大学歯学部
口腔機能修復・再建学系　デジタル歯科医学分野

デジタル技術・CAD/CAM冠の保険収載までの道のりと意義、今後の展望

保険収載から10年

2014年4月にCAD/CAM冠が保険収載されてから10年が経過した。小臼歯限定から始まり、咬合条件つきで大臼歯、前歯へと適用拡大が行われ、この10年間で累計2,000万本を超える保険請求が行われたと推定される（図1）。CAD/CAM冠が保険導入されるまでは、小臼歯クラウンの保険治療は、約8割が金銀パラジウム合金を使用した全部鋳造金属冠（FMC）、残りの約2割は硬質レジンジャケットクラウン（HJC）で占められてきた。そして、保険治療としては初めてデジタル技術を使用したクラウンのCAD/CAM冠が登場した。CAD/CAM冠の請求件数は年々増加し、現在小臼歯ではすでにFMCの請求件数を超えたと推定される（図2）。

このようにわれわれは、CAD/CAM冠の登場によって、日本の歯科加工技術の歴史的転換期に臨んでいるといっても過言ではない。CAD/CAM冠が保険導入され広く普及するまでには、単に歯科へのCAD/CAM技術の応用だけではなく、CAD/CAM冠用材料の改良、接着技術・操作法の発展など多方面の技術開発が行われ、現在も進行している。このようなCAD/CAM冠発展の経緯、現状そして将来に向けた展望について述べてみたい。

CAD/CAM技術の道のり

CAD/CAM（Computer Aided Design / Computer Aided Manufacturing）が研究機関に

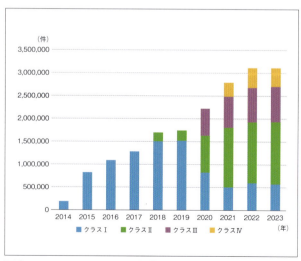

図❶　CAD/CAM冠材料の保険請求件数（厚生労働省 社会医療診療行為別統計より推計）

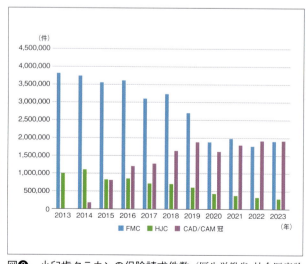

図❷　小臼歯クラウンの保険請求件数（厚生労働省 社会医療診療行為別統計より推計）

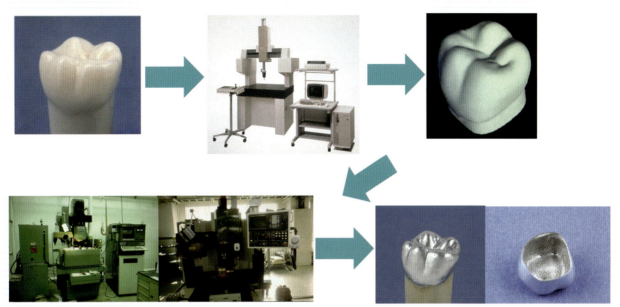

図❸ 歯冠形態三次元計測と復元（CAD/CAM）に関する研究の流れ

よって開発されたのは、1950年代から1960年代とされている。1952年にマサチューセッツ工科大学でパンチテープに記録した数値制御でフライス盤による加工を行ったのがCAMの始まりであり、1963年には同大学でIvan Sutherlandが対話型の二次元Sketchpadを開発したことがCADの始まりとされている。当時のコンピュータ性能はまだまだ未熟であり、現在のスーパーコンピュータ並のサイズであったという。その後、CAD/CAM技術はコンピュータ性能の加速度的な発展に伴い、さまざまな分野で生産技術として確立され、いまや現代社会に欠かすことができない技術となっている。

歯科分野におけるCAD/CAM技術の応用は、1970年代にDuretが初めて歯科での応用を研究開発し[1]、同時期に内山もCAD/CAM（当時は機械加工）を応用した補綴物の製作を提言し、研究を開始している。内山は、手作業の頻度が減少した現代社会で成長した人材が、これまでどおりの手作業での熟練技術を習得するのは困難であり、一般工業生産技術で使用されているコンピュータを使用した機械加工を応用して、歯科診療・技工作業における省力化、効率化、高品質化を目指すべきであると提言している[2]。

そして、1980年代になると歯科用CAD/CAMシステムが開発され、臨床現場で使用され始めた。Mörmannらによって開発されたCEREC Systemはその代表的な例である[3]。このシステムは、口腔内スキャナーで光学印象を採得し、チェアーサイドでセラミックインレーの設計加工を行い、即日修復が可能という、従来の歯科治療の概念を覆す画期的なコンセプトで開発された。現在までハードウェア、ソフトウェアでバージョンアップを続け、世界で最も多くの歯科用CAD/CAMシステムを販売している。

日本国内でも、内山、疋田ら[4]（北海道大学）、青木、藤田ら[5]（神奈川歯科大学）、木村、荘村ら[6]（大阪大学）、宮崎ら[7]（昭和大学）などによって歯科用CAD/CAMシステムの研究開発が行われていた。しかし、この時期はまだ加工技術、材料などに関しては実用化に向けた模索の時代であった。

筆者は北海道大学大学院時代（1987〜1991年）に内山洋一教授（北海道大学歯学部歯科補綴第2講座）の指導の下、「歯冠形態三次元計測と復元（CAD/CAM）に関する研究」というテーマで学

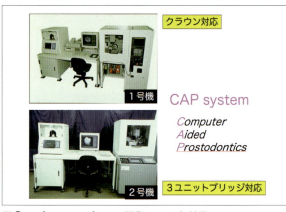

図❹ プロトタイプとして開発された歯科用CAD/CAMシステム（1号機：クラウン対応、2号機：3ユニットブリッジ対応）

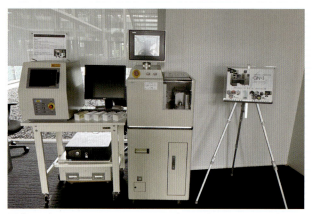

図❺ デンタルCAD/CAM GN-1（1999年〜、ジーシー）

位論文をまとめた[8]。その研究内容は実習用人工歯（下顎第1大臼歯）の三次元計測を行い、機械加工で歯冠形態を復元し、支台歯模型に適合するクラウンを製作するというものであった（図3）。そして、一般工業界で使用されていた大型接触式三次元計測機、CADシステム、大型精密加工機を使用し、結果として精密にクラウンを製作することは技術的に可能であることを証明した。

しかし、当時研究で使用した機器はいずれも非常に大型かつ高価であったため、機器のランニングコストだけでもクラウン1本の製作費は200万円程度が想定された。このようなコストでは実用化できないので、クラウン製作に見合った性能、サイズ、価格の歯科用CAD/CAMシステムの開発が必要であることがわかった。

その後、実用化を目指し、1993年に通商産業省（当時）の産業科学技術研究開発制度の医療福祉機器技術研究開発のなかで、新エネルギー・産業技術総合開発機構（NEDO）のプロジェクトとして「次世代オーラルデバイスエンジニアリングシステム」が採用され、1993〜1997年の5年間で歯科用CAD/CAMシステムの開発が行われた。このプロジェクトではニコンを幹事会社として、ジーシー、日立ビアメカニクス（当時、日立精工）の3社が研究開発を行った。その成果として、プロトタイプの歯科用CAD/CAMシステム（図4）が開発され、その技術を基にして1999年にジーシーから「デンタルCAD/CAM GN-1」（図5）が発売された[9]。当時の国内外の歯科用CAD/CAMシステムでは長石系セラミックブロックを使用したセラミックインレー、セラミッククラウンの製作が中心であり、日本の歯科治療では自費診療となる。筆者が移籍した北海道医療大学でも、デンタルCAD/CAM GN-1のセラミッククラウンを中心とした臨床研究を行い、セラミッククラウンの製作に関する技術的なノウハウの蓄積を行っていた（図6）[10]。

CAD/CAM冠誕生に向けた取り組み

その後、待望の歯科用CAD/CAMシステムが開発されても、保険診療が中心の日本国内では、自費治療を対象とした歯科用CAD/CAMシステムの普及は進まなかった。そこで筆者らは歯科用CAD/CAMシステムの技術を何らかのかたちで保険収載することを目指し、2006年から先進医療を利用した保険収載を計画した（図7）。

まずは先進医療としての認証が必要である。ただし、当時の先進医療では歯科分野の医療技術の認証は少なく、先進医療としての認証をクリアするハードルは高かったが、2007年から先進医療申

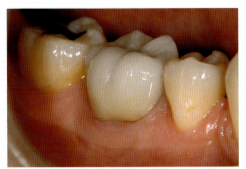

図❻ デンタル CAD/CAM GN-1で製作された
セラミッククラウンの臨床例（6）

図❼ 北海道医療大学における先進医療申請から保険収載までの流れ

請のための臨床エビデンスの確立に向けた臨床試験を開始した。その医療技術としては、歯科用CAD/CAMシステムでハイブリッドレジンブロックを切削加工し、クラウンを製作するとした。歯科用CAD/CAMシステムとしては、デンタルCAD/CAM GN-1、ハイブリッドレジンブロックとしてはジーシーで販売されていたハイブリッドレジン「グラディア」をブロック状に加工し材料として使用することとなった。当時、使用材料の選択肢として想定されたのは、チタン、セラミック、ジルコニア、ハイブリッドレジンであったが、そのなかでCAD/CAM技術の利点を最大限活用しつつ、保険診療としての有効性、適性を考慮してハイブリッドレジンを選択した。これが現在のCAD/CAM冠の原点となっている。

その臨床試験の結果を日本補綴歯科学会誌へと投稿し、診療技術のエビデンスとして報告した[11]。そして、「素材として均質性および表面性状を向上させたハイブリッドレジンブロックを用いる」「歯科用CAD/CAMシステムにより、クラウンを自動的に設計・製作する」という2つの先進性を提案し、2009年2月に厚生労働省へ先進医療の新規技術「歯科用CAD・CAMシステムを用いたハイブリッドレジンによる歯冠補綴（全部被覆冠による歯冠補綴が必要な重度う蝕小臼歯に係る

ものに限る）」として正式に申請した。なお、臨床試験では大臼歯部のクラウンについても検討を行ったが、臨床例が少なく、エビデンスとして十分ではないと判断し、この回の申請は小臼歯に限ることとした。厚生労働省は先進医療専門家会議へ答申し、2009年5月に先進医療の新規医療技術として承認された。

北海道医療大学病院での承認後、既存技術として広島大学病院、大阪歯科大学附属病院、東北大学病院でも先進医療として運用され，これらの4つの医療機関における5年間の症例成績を審査し、保険収載が適当と判断された。その結果、2014年4月の歯科診療報酬改定で小臼歯限定のCAD/CAM冠が保険診療として開始されたのである[12]。

CAD/CAM冠誕生の背景

ここまでCAD/CAM技術の研究開発を中心に筆者らが経験したCAD/CAM冠誕生の道のりを述べてきたが、CAD/CAM冠保険収載を後押しした社会的背景についても言及する。これまで、保険診療の主力材料として金銀パラジウム合金が使用されてきた。金銀パラジウム合金は1950年代に金合金の代用金属として日本の保険診療のために開発され、インレーやクラウンだけでなく、クラスプやバーなど広範囲で使用されてきた。しか

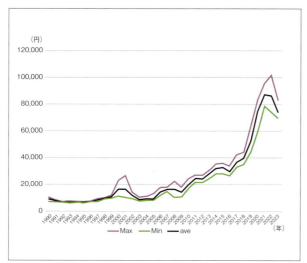

図❽ 金銀パラジウム合金（30g）の買い取り価格の推移（1990〜2023年、金パラ買取.comのデータより作成）

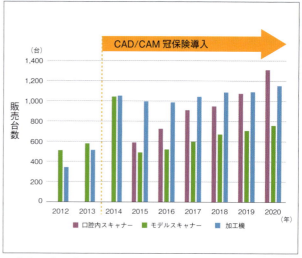

図❾ 日本国内における歯科用CAD/CAM機器の販売台数（㈱アールアンドディ 歯科機器・用品年鑑のデータより作成）

し、時代の変遷とともに金銀パラジウム合金に代わる材料が求められるようになってきた。

2001年には第106回日本補綴歯科学会学術大会で緊急シンポジウム「金銀パラジウム合金に代わる材料を求めて」が開催され、その時点では「金銀パラジウム合金が最良の歯科用鋳造合金というわけではないが、それに匹敵するほかの材料を見出すことは困難といわざるをえない」という結論に至っている[13]。また、2003年に日本歯科医学会から「医薬品・医療機器（歯科材料）などの有効性、安全性について」という諮問が出され、2006年にそれに対応して「金属アレルギーを含む諸般の事情から代替非金属歯科材料の開発が必要」という答申が出された[14]。

さらには、金銀パラジウム合金の価格変動である。1990年代までは比較的安定していたが、2000年代になると金、パラジウムの価格が国際情勢によって投機目的の対象となり、激しく高騰を始めた（図❽）。これは保険材料としては非常に大きな問題であり、脱金銀パラジウム合金を推進する大きな要因となった。とくに最近の金銀パラジウム合金の価格変動は激しく、保険点数の改定が追いつかない状況になり、ますますCAD/CAM冠の存在意義が高まっている。

 CAD/CAM冠の波及効果

このようにさまざまな要因が保険治療としてのCAD/CAM冠を支えているのだが、最初の目的であったCAD/CAM技術の普及はどうなったのであろうか。CAD/CAM冠が保険収載された2014年以降、国内における歯科用CAD/CAM機器の販売台数は急激に増加している（図❾）。CAD/CAM技術が保険診療に組み込まれたことによって大きく安定したマーケットが形成され、歯科技工現場でも歯科用CAD/CAM機器の設備を積極的に導入したことが推察される。

しかも歯科用CAD/CAM機器の導入によって歯科技工士の作業環境が大きく変化し、歯科技工の効率化が進んでいる（図❿）。このようなデジタル技術の活用は喫緊に迫る歯科技工士数の減少に対する有効な解決法の1つであるといえる（図⓫）[15]。

使用材料の面からは、当初のハイブリッドレジンブロックから適用拡大するたびに、物性、審美性が向上し、それに適応した接着システムも開発されてきた。これは、歯科メーカーの並々ならぬ

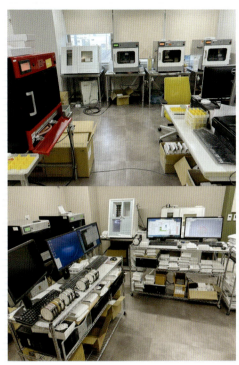

図⓾ 加工センターに並んだCAD/CAM機器
（協力：株式会社札幌デンタル・ラボラトリー）

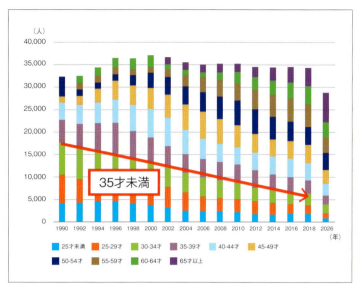

図⓫ 年齢階級別にみた就業歯科技工士数の推移。2026年は予測（厚生労働省平成30年衛生行政報告例の概況のデータより作成）

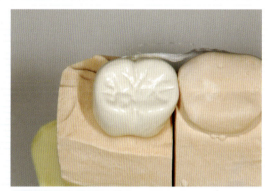

図⓬ PEEK冠の一例

研究開発の結果であり、国際的にも評価される製品であると考えられる。

　ただし、これらを使いこなす日本の診療レベルの高さも忘れてはならない。保険導入後の初期段階で、某海外メーカーのCAD/CAM冠用材料が保険材料から撤退することがあった。この製品は日本国外でもクラウン材料として販売されていたが、通常のクラウンよりも脱離率が高いという社内調査を受けて、日本国内だけではなく海外でもクラウン材料としての販売を中止したのである。この製品に限らず、日本国内でも初期には脱離が多いと報告されていたが、その後の製品や接着システムの改良[16]、適切な接着操作の徹底などによって、現在の臨床成績は改善している[17]。このような事例は、日本の保険医療における歯科技術レベル、とくに接着技術レベルの高さを示すものである。

　2022年4月には、CAD/CAM冠用材料を使用したCAD/CAMインレーが保険収載され、インレー修復にも拡大した。さらに2023年12月にはPEEK材料を使用したCAD/CAM冠が保険収載され（図12）、今後も新規材料でのCAD/CAM冠の拡大が期待される。

　また、2024年6月の診療報酬改定ではCAD/CAMエンドクラウンが保険収載された。以前は内側性ホールのような形態はスキャナーで正確に

計測できないため推奨されていなかったが、スキャナーの性能向上により高精度にスキャンできるようになったのである。同時に大きなトピックとして、CAD/CAMインレーの製作に対する光学印象、すなわち口腔内スキャナーの使用も初めて保険適用となった。これまで、保険診療のなかではCAD/CAM技術の恩恵が歯科技工作業に限られていたものが、診療作業にも拡大することであり、非常に意義深い。現状ではCAD/CAMインレーに限定されているが、いずれCAD/CAM冠にも適用されることが期待される。

　口腔内スキャナーの活用によって、CAD/CAM機器を使用した技工作業のさらなる効率化が期待でき、技工作業のデジタル化は拡大し、口腔内スキャナーの活用範囲も広がることになるだろう。このようにして診療室での口腔内スキャナーの使用が普及すると、口腔内三次元情報の取得が容易になる。将来的にはそのデータの集積からAIを使用した解析が行われ、高精度の診査・診断・治療が可能な歯科診療が可能となるだろう。

　そのためにも歯科医療のあらゆる段階でデジタル技術を取り入れる必要があるが、現段階ではまずはアナログ技術とデジタル技術のベストマッチを追求し、応用範囲を拡大することが重要である。

【参考文献】

1）Duret F, Blouin J, Duret B: CAD-CAM in dentistry. J Am Dent Assoc, 117: 715-720, 1988.
2）内山洋一：歯科医療の省力化のすすめ. 日本歯科評論, 48：61-70, 1973.
3）Mörmann WH, Brandestini M, Lutz F, Barbakow F: Chair side computer-aided direct ceramic inlays. Quintessence Int, 20: 329-339, 1989.
4）内山洋一：CAD/CAMによるクラウンの作製について. ザ・クインテッセンス, 10：111-117, 1991.
5）深瀬敦, 藤田忠寛, 青木英男, 他：CADによる歯冠形態設計法の研究. 補綴誌, 36：1092-1101, 1992.
6）木村寛, 荘村泰司, 渡辺隆司：歯牙形状の三次元計測（第一報）－高精度レーザー変位計による計測－. 歯材機, 7(4)：552-557, 1988.
7）宮崎隆, 堀田康弘, 鈴木暎, 他：放電加工を利用したCAD/CAMシステムの開発に関する基礎的研究（第1報）歯冠形状の計測とコンピュータグラフィックス及びCAD操作について. 昭和歯学会雑誌, 11（1）：65-69, 1991.
8）疋田一洋：歯冠形態の三次元計測と復元（CAD/CAM）に関する研究. 補綴誌, 41：804-813, 1997.
9）内山洋一, 疋田一洋, 飯山賢一：実用化された歯科用CAD/CAM ジーシー・システムの特徴. QDT 25 (2)：39-46, 2000.
10）疋田一洋, 内山洋一, 舞田健夫, 他：歯科用CAD/CAMシステムをいかに使いこなすか—オールセラミッククラウンの臨床—. 補綴臨床, 37（4）：389-399, 2003.
11）疋田一洋, 舞田健夫, 川上智史, 他：CAD/CAM用ハイブリッドレジンブロックにより製作したクラウンの臨床評価. 補綴誌, 1（1）：64-70, 2009.
12）疋田一洋：保険導入されたCAD/CAD冠の臨床. 日歯医師会誌, 67（8）：687-697, 2014.
13）伊藤裕, 江藤隆徳, 祇園白信仁, 他：社会保険における歯科用金銀パラジウム合金とその代替材料. 補綴誌, 46：634-638, 2002.
14）日本歯科医学会医療環境問題検討臨時委員会：答申書. 2006.
15）厚生労働省：歯科技工士の業務のあり方等に関する検討会中間報告. https://www.mhlw.go.jp/content/10804000/001346926.pdf (2024. 12. 24.)
16）末瀬一彦：保険導入された「CAD/CAM冠」の初期経過に関する調査研究. 日デジタル歯科会誌, 5：85-93, 2015.
17）疋田一洋, 舞田健夫, 神成克映, 田村誠, 村井雄司, 齊藤正人：新規ハイブリッドレジンブロックを使用した大臼歯部クラウンの臨床評価. 日デジタル歯科会誌, 8：120-124, 2018.

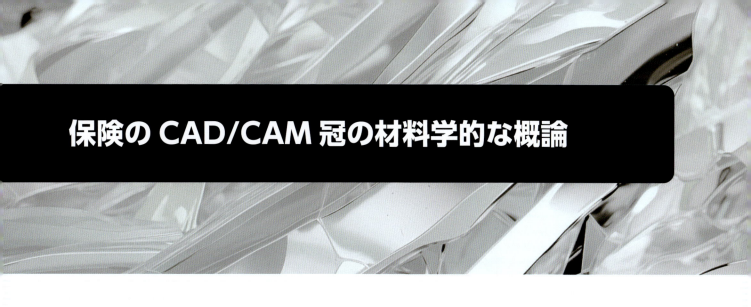

保険のCAD/CAM冠の材料学的な概論

　CAD/CAM冠の特徴として、材料であるCAD/CAM冠用ブロックをCAD/CAMシステムを使用して切削加工でクラウンを製作することにある。このCAD/CAM冠用材料は、現在ハイブリッドレジンブロックとPEEK（ポリエーテルエーテルケトン）ブロックの2種類があり、いずれもCAD/CAM冠として新規に使用された材料である。これらの材料の性質を理解して使用することは、CAD/CAM冠装着後の長期的予後の安定に大きな影響を与える。

ハイブリッドレジンからハイブリッドレジンブロックへ

　ハイブリッドレジンブロックは、基本的には従来のハイブリッドレジンをブロック状に加工した材料である。ハイブリッドレジンは、従来の硬質レジンが小臼歯ジャケットクラウンまでの適応であったのに対し、大臼歯部にも適応可能な強度と審美性を併せもつ新しいタイプの歯冠修復材料として1990年代に開発された[1]。それまでは、大臼歯部の咬合圧に耐えられる機械的性質をもつ審美歯冠修復補綴は陶材焼付金属冠に限られていた。また、陶材焼付金属冠の製作工程は金属鋳造、陶材の築盛、焼成等を含むため煩雑であり、技工作業にも熟練が必要であった。さらに、チェアーサイドや口腔内での研磨が難しく、対合歯が天然歯で陶材表面の研磨が不十分な場合には、長期予後において天然歯の摩耗のリスクがあった。

　一方、ハイブリッドレジンは硬質レジンと同じくコンポジットレジン（以下、CR）系材料であり、基本組成は無機質フィラーとその間を充填するマトリックスレジンから構成されている。ハイブリッドレジンは機械的強度を増加するために、無機質フィラーの含有率を増加させている（**表1**）。1997年に発売されたエステニア（クラレメディカル、現在のクラレノリタケデンタル）は、フィラー含有率92.3%、圧縮強さ613MPaとその代表的な例である。このように高密度に無機質フィラーを充填するために多くの改良が行われている。また、口腔内装着後の表面滑沢性の劣化を防ぐために、製作時に表面30μmの低重合層と削除する、あるいは光重合に加えて100〜110℃の高温で加熱重合を行い、マトリックスレジンの重合率の向上を図るなど工夫を行っている。ハイブリッドレジンはペーストを築盛して製作するため、陶材焼付金属冠の製作よりは容易であり、インレー、アンレー、クラウン、ブリッジなど多用途で使用できる。しかもエナメル質に近似した物性であり、生体にダメージを与えにくいという特徴もある。

　このようにいくつかのハイブリッドレジンが商品化されていたが、そのなかでグラディア（ジーシー）を使用したグラディアブロックが先進医療申請に向けた臨床試験のクラウン材料として使用された。従来のハイブリッドレジンを高温高圧の最適条件で重合させることによって、気泡混入や未重合層の生成を防止し、その材料のもつ最高の物性を引き出すことが可能となった。また、ハイブリッドレジンブロックは材料としての基本単価が金銀パラジウム合金よりも安定かつ安価であり、

表❶　ハイブリッドレジン、硬質レジン、ポーセレン、エナメル質、象牙質の物性比較（参考文献[1]）より引用）

製品名	エステニア	グラディア	アートグラス	硬質レジン（エプリコード）	ポーセレン	エナメル質	象牙質
製造者	クラレノリタケデンタル	ジーシー	ヘレウスクルツァー	クラレノリタケデンタル			
フィラー含有量（wt%）	92	75	69	−	−	−	−
引張強さ（MPa）	78	−	59	62	24.8	10.4〜21.9	105.5
圧縮強さ（MPa）	613	−	−	427	149〜350	200〜442	232〜311
曲げ強さ（MPa）	202	124	94	93	50〜110	80〜90	138〜270
弾性率（GPa）	21.4	6.92	4.8	−	69	47〜84	12〜19
硬さ（VHN）	190	−	60	49	400〜460	270〜366	57〜76
破壊靱性値（Mpa/m1/2）							
エナメル	1.1	1.5	1.0	−	−	−	−
デンティン	1.2	1.5	0.9	−	−	−	−
熱膨張係数（ppm/℃）							
エナメル	21	−	−	−	6〜16	11.4	−
デンティン	29	−	−	−	6〜16	−	8.0〜8.3
熱処理条件	100〜110℃、10分	なし	なし	なし	−	−	−

表❷　CAD/CAM冠用材料の分類（2024年10月末現在）

機能区分	（Ⅰ）	（Ⅱ）	（Ⅲ）	（Ⅳ）	（Ⅴ）
適用範囲	小臼歯		大臼歯	前歯	大臼歯
ブロック材料	ハイブリッドレジン	ハイブリッドレジン	ハイブリッドレジン	ハイブリッドレジン	PEEK
無機質フィラー含有量	60wt%以上	60wt%以上	70wt%以上	60wt%以上	17〜25wt%
無機質フィラーの一次粒子径の最大径	−	−	10μm以下	5μm以下	−
ビッカース硬さ	−	55Hv0.2以上	75Hv0.2以上	55Hv0.2以上	25Hv0.2以上
3点曲げ強さ	−	160MPa以上	240MPa以上	160MPa以上	180MPa以上
吸水量	−	32μg/mm3以下	20μg/mm3以下	32μg/mm3以下	10μg/mm3以下
色調	−	−	−	エナメル色、デンティン色および移行色を含む積層構造	−
曲げ弾性率	−	−	−	−	5GPa
トレーサビリティシールの保管・管理	−	−	必要	必要	必要

表❸　特定保険医療材料「CAD/CAM 冠用材料」の定義（2014年4月時点）

特定保険医療材料「CAD/CAM 冠用材料」の定義（次のいずれにも該当すること）

（1）薬事法承認又は認証上、類別が「歯科用材料（2）歯冠材料」であって、一般的名称が「歯科切削加工用レジン材料」であること

（2）シリカ微粉末とそれを除いた無機質フィラーの2種類のフィラーの合計が60wt%以上であり、重合開始剤として過酸化物を用いた加熱重合により作製されたレジンブロックであること

（3）1歯相当分の規格であり、複数歯分の製作ができないこと

（4）CAD/CAM 冠に用いられる材料であること

切削加工でも容易に加工でき、しかも歯冠色材料である。加えて、ハイブリッドレジンクラウンの臨床ですでに確立していた支台歯形成、接着操作、適応症の考え方は、CAD/CAM 冠の臨床にも活用できた。また、ハイブリッドレジンとグラスファイバーを組み合わせたノンメタルブリッジは、2018年4月に高強度硬質レジンブリッジとして保険適用へと繋がった。

ハイブリッドレジンブロック（CAD/CAM 冠用材料 I、II、III、IV）

ハイブリッドレジンブロックは、基本的には従来のハイブリッドレジンを最適条件下の高温高圧下でブロック状に加工した材料である。現在は、その性能、用途によって4つに分類されている（**表2**）。

1）CAD/CAM 冠用材料 I（小臼歯用、2014年4月～）

ブロックの保険適用の条件としては、「無機質フィラーの含有量が60wt%であること」だけであった（**表3**）。その結果、海外メーカーを含む20種類以上の製品が保険適用されてはいたが、製品の性能としては大きな差があることも報告されており、当初の小臼歯 CAD/CAM 冠は比較的短期間でクラウンの脱離や破折といったトラブルが報告された。このままでは、CAD/CAM 冠全体の信頼性が損なわれるという危惧もあり、何らかの物性に対する基準を設ける必要があると考えられていた。

2）CAD/CAM 冠用材料 III（大臼歯用、2017年12月～）

小臼歯 CAD/CAM 冠に続き、次は大臼歯への適用拡大が期待されていた。2016年4月からは、金属アレルギー患者に対しては小臼歯用ブロックを準用して大臼歯部での CAD/CAM 冠が保険適用となった。しかし、本来は大臼歯の適用拡大に際しては、小臼歯用ブロック以上の物性が必要であり、各メーカーでは物性基準とそれに適合した大臼歯用高強度ブロックの開発を進めていた。ところが、特定保険医療材料の定義のなかでは性能に関する記載がなく、「歯科切削加工用レジン材料」に対する JIS や ISO 規格が存在しなかったため、日本歯科材料工業協同組合は2017年3月に団体規格 JDMAS245:2017「CAD/CAM 冠用歯科切削加工用レジン材料」を独自に策定した（**表4**）。日本歯科材料工業協同組合は、歯科医療で使用される歯科材料を製造する日本の主要な企業が加入している団体であり、日本国内の歯科材料業界に対する信頼性を維持・向上させるために、製造・

表❹ 日本歯科材料工業協同組合の団体規格 JDMAS245:2017「CAD/CAM 冠用歯科切削加工用レジン材料」の一部抜粋（2017年3月策定）

種類	硬さ（Hv0.2）	曲げ強さ（MPa）	吸水量（μg/㎣）	溶解量（μg/㎣）
タイプ1（小臼歯対応）	55 以上	100 以上	40 以下	7.5 以下
タイプ2（大臼歯対応）	55 以上	240 以上	32 以下	5.0 以下

販売する歯科材料や医療機器の高い安全性、有効性を担保するための規格作成などを行っている。日本歯科材料工業協同組合が策定した団体規格は、2017年12月に厚生労働省が定めた大臼歯 CAD/CAM 冠用材料Ⅲの基準に繋がっている。その後、この規格にしたがって、それぞれのブロックメーカーが製品を生産し、日本歯科材料工業協同組合では第三者試験機関による製品評価を実施して、その性能を確認している。実際に第三者試験機関による評価が適合しなかった例もあり、この制度は厳正に機能しており、この評価に適合した製品であることは附属したシールによって保証されている。

前述のように大臼歯 CAD/CAM 冠用材料Ⅲでは、初めてフィラー含有率に加えて、具体的な物性基準を示している。

①無機質フィラー含有量：70wt％以上、小臼歯用ブロックが60wt％以上であったのに対し大臼歯部の咬合圧に耐えられる曲げ強さや硬さに向上させるためにフィラー含有量を増加している。

②ビッカース硬さ：75Hv0.2以上、大臼歯咬合面の耐久性のため。

③3点曲げ強さ（37℃水中に7日間浸漬後）：240MPa 以上、口腔内を想定した37℃水中に7日間浸漬後の3点曲げ強さは、乾燥状態に比較して約20％低下するという結果があったため、300MPa の80％として240MPa が規格値として

設定された。

④吸水量（37℃水中に7日間浸漬後）：20μg/㎣以下、金属やセラミック材料とは異なり、CR系材料では吸水は不可避であり、吸水量が多いほど物性が低下しやすく、表面性状の劣化、着色に繋がる。

大臼歯 CAD/CAM 冠は、2017年12月に咬合条件つきで下顎第1大臼歯に保険適用され、2020年4月、2024年6月と段階的に条件が緩和され適用拡大されている。

3）CAD/CAM 冠用材料Ⅱ（小臼歯用、2020年4月～）

2014年4月から小臼歯用 CAD/CAM 冠として保険適用になっていたが、さらに大臼歯 CAD/CAM 冠用材料Ⅲと同様に具体的な物性基準を満たした高物性かつ均質の小臼歯 CAD/CAM 冠用材料Ⅱとして分類された。

4）CAD/CAM 冠用材料Ⅳ（前歯用、2020年9月～）

さらに前歯 CAD/CAM 冠用材料Ⅳが保険適用された。物性基準は小臼歯 CAD/CAM 冠用材料Ⅱと同様であるが、色調に配慮して「エナメル色、デンティン色および移行色を含む積層構造」であることが基準として加えられた。

CAD/CAM 冠用材料Ⅰ、Ⅱ、Ⅲ、Ⅳの接着方法

（1）口腔内試適後、クラウン内面の洗浄のために CAD/CAM 冠内面を弱圧下（0.1~0.2

MPa）でアルミナサンドブラスト処理する。必要に応じてリン酸処理による洗浄も併用する。
（2）クラウン内面に対して高密度に含有されているフィラーへの処理として、シランカップリング剤含有プライマーを塗布し乾燥する。
（3）支台歯を唾液等の異物から洗浄、乾燥し、使用する接着システムのマニュアルにしたがってプライマーを塗布し、接着性レジンセメントをCAD/CAM冠内面に塗布して装着する。光重合型もしくはデュアルキュア型セメントで余剰セメントに数秒間光照射（仮照射）を行い、接着性レジンセメントを半硬化させた後、余剰セメントを除去する。

確実な装着のポイントは、以下のとおりである。
①新鮮な被着面を得るための操作
②マニュアルにしたがったプライマー処理
③可及的に早期のセメント重合

PEEKブロック（CAD/CAM冠用材料Ⅴ、2023年12月～）

2023年12月にCAD/CAM冠用材料の新素材として、PEEK（Poly Ether Ether Ketone）材料が咬合条件なしで大臼歯部へ保険適用となった。PEEKブロックは、1978年にICI社によって開発されたスーパーエンジニアリングプラスチックとして知られており、耐熱性、耐薬品性、耐熱水性、難燃性、力学的特性、電気的特性に優れており、多くの一般産業で使用されている。歯科でも義歯床用材料として注目されてきたが、歯冠材料としてはその独特な色調や接着のための表面処理方法が不明であることから、これまで臨床研究は進んでいなかった。

しかし、大臼歯部でのハイブリッドレジンCAD/CAM冠を補完する役割で、破折に対する耐久性に優れたPEEK CAD/CAM冠が保険適用となったものと考えられる。

CAD/CAM冠用材料Ⅴの接着方法

（1）口腔内試適後、クラウン内面の洗浄のためにCAD/CAM冠内面を弱圧下（0.1～0.2 MPa）でアルミナサンドブラスト処理する。
（2）乾燥後に専用プライマーを塗布しマージン部に光照射を行う（PEEKは光透過性がない）。
（3）乾燥後に接着性レジンセメントをPEEK冠内面に塗布して装着する。
（4）支台歯を唾液等の異物から洗浄、乾燥し、使用する接着システムのマニュアルにしたがって歯質用プライマーを塗布し、デュアルキュア型のセメントでは余剰セメントに数秒間光照射（セメントの種類により異なる）を行い、接着性レジンセメントを半硬化させた後、除去する。PEEKは光透過性がないため光照射によるクラウン内面の重合は期待できないので、化学重合型かデュアルキュア型のセメントを使用する。デュアルキュア型セメントの場合は、クラウン内面のセメントが確実かつ早期に硬化することを期待して、硬化促進剤を含んだプライマーを使用することが望ましい。

なお、基本的な術式については、公益社団法人日本補綴歯科学会の作成した「保険診療におけるCAD/CAM冠の診療指針2024」[2]を参照してほしい。

【参考文献】
1）横塚繁雄, 内山洋一, 川添堯彬, 松浦智二：ハイブリッドセラミックス　新しい歯冠修復の臨床. 医歯薬出版, 東京, 1998.
2）公益社団法人日本補綴歯科学会：保険診療におけるCAD/CAM冠の診療指針2024. https://www.hotetsu.com/files/files_1075.pdf（2024.12.24.）

10時間でわかる 歯科経営学

【監修】Dent × BizAssociation
【編集委員】園延昌志・新見隆行・馬場 聡・髙屋 翔・穴沢有沙

歯科医院経営の悩みを、経営学修士の歯科医師らが理論と実践の両輪で徹底解説！

少子高齢化などの背景から複雑化が進む社会において、歯科医院を経営・発展させていくことは簡単ではありません。「よい治療さえ行っていれば、自然と患者が集まる」時代は終わり、これからは「患者のニーズに応えられる、医療哲学をもった歯科医院を作る」時代へと急速に変化していくでしょう。そのようななかで歯科医院が経営学を活用する意義は、自身の直感や経験だけを頼りにするのではなく、エビデンスのある自院に最適な経営手法を選択し、実践できることです。本書では臨床を続けながら経営学修士（MBA）を取得した歯科医師・歯科衛生士が、経営の基礎から応用まで、Q&A形式の回答も交えながら余すことなく簡潔に解説します。また、成功論のみならず、失敗や挫折からの再起についても、実例を挙げながら紹介していることも本書の特徴です。

詳しい情報はこちら

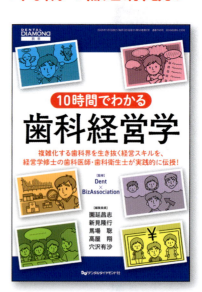

B5判・156頁　本体4,400円+税

CONTENTS

第1章　経営を持続させる基本的な考え方を養う
- 概論　いま必要な歯科経営学とは
- 経営理念
　MVV経営とは何か？ 成功する歯科医院戦略　他

第2章　心の基礎と思考力の基礎を育てる
- 組織と人材とリーダーシップ
　効果的なチーム作りとリーダーシップ
- パワーと影響力　リーダーシップと組織内の影響力　他

第3章　医院運営の手段と仕組みを理解し、実行力を身につける
- マーケティング　患者を引きつけるブランディングとマーケティング戦略
- 財務会計・管理会計　歯科医院の収益管理とコストコントロール　他

第4章　ケーススタディ 成功・失敗事例から学ぶ実践的経営
- 目指せ！「みんながしあわせになる診療所」
- 新規開業で考えるポイント！　ワーママが開業してたいへんだった話
- 歯科医院における組織成長のリアル

デンタルダイヤモンド社

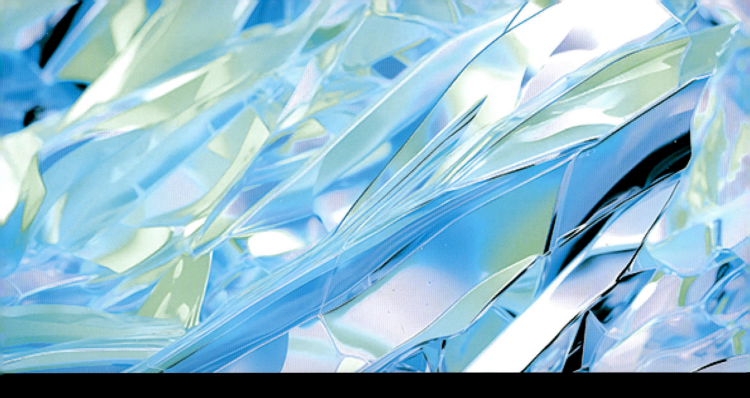

1章　保険算定時のポイント

疋田一洋 *Kazuhiro HIKITA* ◆ 北海道医療大学歯学部
　　　　　　　　　　　　　　口腔機能修復・再建学系　デジタル歯科医学分野

1章　保険算定時のポイント

算定の仕方

■ 準備

　CAD/CAM冠およびCAD/CAMインレーの保険治療を行うためには、医療機関がCAD/CAM冠に関する施設基準を満たす必要があり、事前に施設基準届出書を各地域の厚生局に届出る必要がある。光学印象、歯科技工士連携加算、光学印象歯科技工士連携加算についても、別途それぞれの施設基準届出書を届出する必要がある。

　CAD/CAM冠に関する算定方法は、前歯、小臼歯、大臼歯といった部位によってCAD/CAM冠用材料が異なり、大臼歯だけは適用するための咬合基準がある。

　また、臨床適用する際の具体的な注意事項は、日本補綴歯科学会ガイドライン[1]、および日本歯科保存学会ガイドライン[2]を参照してほしい。

　なお、CAD/CAM冠およびCAD/CAMインレーの保険適用に関する情報は2024年12月1日現在のものであり、厚生労働省の最新情報にご留意いただきたい。

■ 前歯（表1～3）

- 適用するための咬合条件はない。
- 歯冠形成は前装冠の点数が準用されている（表1-）。
- 色調採得が必要であるため、歯冠補綴時色調採得検査（10点）あるいは歯科技工士連携加算1、2（50点、70点）のうち1つだけが算定可能である（表1-）。
- CAD/CAM冠用材料（Ⅳ）を使用して製作する。このブロックは、前歯の審美性に配慮し、エナメル色、デンティン色および移行色を含む積層

表❶　前歯CAD/CAM冠の算定点数

形成・印象

	生活歯	失活歯	
歯冠形成（PZ）	796（1,194）	636（954）	1
	557（836）	445（668）	
印象採得（連imp）	64（96）		
	45（67）		
歯冠補綴時色調採得検査	10		2
あるいは　歯科技工士連携加算1、2	50、70		
咬合採得（BT）	18（27）		
	13（19）		
テンポラリークラウン	34		

装着

CAD/CAM冠（Ⅳ）set	1,588	
	1,288	
装着料	45（68）	
	32（47）	
内面処理加算1	+45（68）	3
	+32（47）	
装着材料（接着材料Ⅰ）	17	
クラウン・ブリッジ維持管理料（補管）	100	4

＊（　）内は50/100加算の点数
＊下段は70/100（補管未提出保険医療機関）の点数

表❷　前歯CAD/CAM冠の算定例（生活歯）

月日	部位	治療内容	
10月7日		再診	
	1	OA＋2%キシロカインCt1.8ml浸麻	－
		生PZ（CAD/CAM形成加算）	796
		Rコート（象牙質レジンコーティング）	46
		連合印象（寒天＋アルジネート）	64
		BT（シリコン）	18
		歯冠補綴時色調採得検査	10
		テンポラリークラウン	34
10月15日		再診	
	1	CAD/CAM冠（Ⅳ）set	1,588
		トレーサビリティシール保管	－
		装着料（内面処理加算Ⅰ）	45+45
		装着材料（接着材料Ⅰ）	17
		補管（クラウン・ブリッジ維持管理料）	100

表❸　前歯CAD/CAM冠の算定例（失活歯）

月日	部位	治療内容	
10月7日		再診	
	1	ファイバーポスト（直接法）	224
		失PZ（CAD/CAM形成加算）	636
		連合印象（寒天＋アルジネート）	64
		BT（シリコン）	18
		歯冠補綴時色調採得検査	10
		テンポラリークラウン	34
10月15日		再診	
	1	CAD/CAM冠（Ⅳ）set	1,588
		トレーサビリティシール保管	－
		装着料（内面処理加算Ⅰ）	45+45
		装着材料（接着材料Ⅰ）	17
		補管（クラウン・ブリッジ維持管理料）	100

構造となっている。
- 装着時の内面処理加算1は、CAD/CAM冠、CAD/CAMインレーを装着する際に、歯質に対する接着力を向上させるために行うアルミナ・サンドブラスト処理およびプライマー処理等をいう。なお、処理に係る保険医療材料等の費用は、点数に含まれる。内面処理加算1を算定する場合は、必ず接着性レジンセメントを用いて装着する。セメントにプライマー処理等の機能が含まれており、歯質に対する接着力を向上させるためのプライマー処理等が不要である接着性レジンセメントだけを使用してプライマーを使用しない場合は算定できない。プライマーを使用した場合のみ算定可能である（表1-❸）。
- 保険適用になっている接着性レジンセメントは、いずれも使用できる。
- 歯科用金属を原因とする金属アレルギーを有するCAD/CAM冠に対しては、クラウン・ブリッジ維持管理料は算定できない（表1-❹）。

 小臼歯（表4、5）

- 適用するための咬合条件はない。
- 歯冠形成は前歯の点数と同じ（表4-❶）。
- 小臼歯CAD/CAM冠用材料は2020年4月にⅠとⅡに分類され、Ⅱはフィラー含有率60wt%以上に加えていくつかの物性条件をクリアした材料であり、Ⅰはフィラー含有率60wt%以上という条件だけである。
- CAD/CAM冠用材料Ⅲを小臼歯に使用した場合、点数はCAD/CAM冠用材料ⅠあるいはⅡの材料料を算定する（CAD/CAMインレーも同じ）。

 大臼歯（表4、6）

大臼歯に適用できる材料として、ハイブリッドレジンブロックとPEEKブロックがある。それぞれ適用条件が異なる（表4-❸❹❺）。

ハイブリッドレジンブロックを使用する場合
＜第1大臼歯の適用条件＞
①上下顎両側の第2大臼歯がすべて残存し、左右の咬合支持がある場合
例1　両側第2大臼歯の咬合支持あり（図1）
　CAD/CAM冠装着部位：右側下顎第1大臼歯と咬合する。
例2　両側第2大臼歯の咬合支持あり（図2）
　CAD/CAM冠装着部位：右側下顎第1大臼歯ポンティックと咬合する。
②CAD/CAM冠を装着する部位の近心側隣在歯までの咬合支持があり、対合歯が欠損または部分床義歯の場合

表❹ 小臼歯・大臼歯 CAD/CAM 冠の算定点数

形成・印象

	生活歯	失活歯	
歯冠形成（PZ）	796（1,194）	636（954）	**1**
	557（836）	445（668）	
印象採得（連 imp）	64（96）		
	45（67）		
咬合採得（BT）	18（27）		
	13（19）		
テンポラリークラウン	−		

★（ ）内は 50/100 加算の点数
★ 下段は 70/100（補管未提出保険医療機関）の点数

装着

	小臼歯		大臼歯		**2**
CAD/CAM 冠　set	Ⅰ	Ⅱ	Ⅲ	Ⅴ	**3 4 5**
	1,381	1,363	1,516	1,815	
装着料	45（68）				
	32（47）				
内面処理加算1	+45（68）				**6**
	+32（47）				
装着材料（接着材料Ⅰ）	17				
クラウン・ブリッジ維持管理料（補管）	100				**7**

例3　装着部位（6|）近心隣在歯（5|）まで

　　　＋反対側（左側）第1大臼歯で咬合あり（図3、4）

　　　CAD/CAM 冠装着部位：6|

例4　装着部位（6|）近心隣在歯（5|）まで固定性ブリッジによる咬合＋反対側（左側）第1大臼歯で咬合あり（図5、6）

　　　CAD/CAM 冠装着部位：6|

＜第2大臼歯の適用条件＞

CAD/CAM 冠を装着する部位の同側と反対側に大臼歯による咬合支持（固定性ブリッジによるものを含む）がある場合

例1　装着部位同側（右側）第1大臼歯＋反対側（左側）第2大臼歯の咬合支持あり（図7）

例2　装着部位同側（右側）第1大臼歯＋反対側（左側）第1大臼歯の咬合支持あり（図8）

例3　装着部位同側（右側）第1大臼歯に固定性ブリッジ（ポンティック）との咬合支持あり（図9）

PEEK ブロックを使用する場合

第1大臼歯、第2大臼歯、第3大臼歯（咬合条件なし）（表4-**3 5**）

　CAD/CAM 冠用材料（Ⅴ）を大臼歯に対して使用した場合には、クラウン・ブリッジ維持管理料の対象となる

歯科用金属アレルギーの場合

　歯科用金属を原因とする金属アレルギーを有する患者において、医科の保険医療機関又は医科歯科併設の医療機関の医師との連携のうえで、診療情報提供（診療情報提供料の様式に準ずるもの）に基づく場合に算定可能。

　大臼歯の咬合条件は必要なく、すべての大臼歯に適用可能である。

　ただし、クラウン・ブリッジ維持管理料は算定できない（表4-**7**）。

同側大臼歯2歯に CAD/CAM 冠を装着する場合

　同側の咬合支持があると考えて2歯を同日に装着することは可能である。ただし、第1大臼歯又は第2大臼歯のいずれか一方に過度な咬合圧が加わらないように留意する。

分割歯の場合

　大臼歯の根分岐部病変に対して、歯根を分割し1歯として使用する場合は、CAD/CAM 冠用材料（Ⅲ）1歯分として算定する。分割した2根を単独で歯冠修復する場合は、小臼歯 CAD/CAM 冠（CAD/CAM 冠用材料（Ⅰ）あるいは（Ⅱ））2歯分として算定する。

分割抜歯後の場合

　上顎第1大臼歯または第2大臼歯を3根のうち

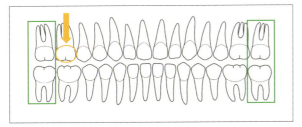
図❶

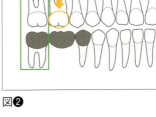
図❷

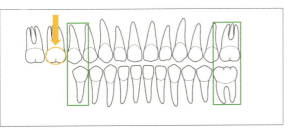
図❸

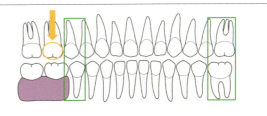
図❹

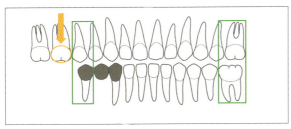
図❺

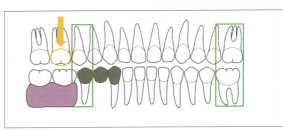
図❻

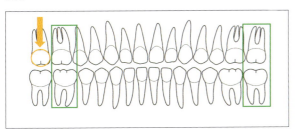
図❼

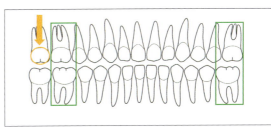
図❽

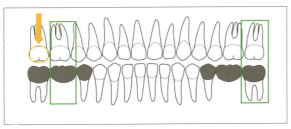
図❾

2根（口蓋根および近心頬側根または遠心頬側根のいずれか）を残して分割抜歯した場合に、残った歯冠、歯根の状態が良好であれば、CAD/CAM冠用材料（Ⅲ）1歯分として算定する。下顎大臼歯を分割抜歯した場合は認められない。

CAD/CAM冠用材料（Ⅴ）の使用は認められない。

エンドクラウン（表7）

エンドクラウンは、失活した大臼歯に適用される。CAD/CAM冠が1,200点＋材料代に対し、エンドクラウンは1,450＋材料代を点数とする、支台築造・

算定の仕方 27

表❺ 小臼歯CAD/CAM冠の算定例（生活歯）

月日	部位	治療内容	
10月7日		再診	
	4┘	OA + 2% キシロカイン Ct1.8ml 浸麻	−
		生PZ（CAD/CAM形成加算）	796
		Rコート（象牙質レジンコーティング）	46
		連合印象（寒天＋アルジネート）	64
		BT（シリコン）	18
		テンポラリークラウン	−
10月15日		再診	
	4┘	CAD/CAM冠（Ⅱ）set	1,363
		装着料（内面処理加算Ⅰ）	45+45
		装着材料（接着材料Ⅰ）	17
		補管（クラウン・ブリッジ維持管理料）	100

表❻ 大臼歯CAD/CAM冠の算定例（失活歯）

月日	部位	治療内容	
10月7日		再診	
	6┘	ファイバーポスト（直接法）	224
		失PZ（CAD/CAM形成加算）	636
		連合印象（寒天＋アルジネート）	64
		BT（シリコン）	18
		テンポラリークラウン	−
10月15日		再診	
	6┘	CAD/CAM冠（Ⅲ）set	1,516
		トレーサビリティシール貼付	−
		装着料（内面処理加算Ⅰ）	45+45
		装着材料（接着材料Ⅰ）	17
		補管（クラウン・ブリッジ維持管理料）	100

表❼ 大臼歯CAD/CAM冠（エンドクラウン）の算定例

月日	部位	治療内容	
10月7日		再診	
	6┘	失PZ（CAD/CAM形成加算）	636
		連合印象（寒天＋アルジネート）	64
		BT（シリコン）	18
		テンポラリークラウン	−
10月15日		再診	
	6┘	CAD/CAM冠（Ⅲ）set	1,766
		トレーサビリティシール貼付	−
		装着料（内面処理加算Ⅰ）	45+45
		装着材料（接着材料Ⅰ）	17
		補管（クラウン・ブリッジ維持管理料）	100

支台築造印象は算定不可であり、下顎大臼歯で歯内療法と歯根分割掻爬を行った後の歯には適用外となる。咬合面全体を被覆する形態のCAD/CAMインレー（補助的保持形態を有するものを含む）は含まれない。

CAD/CAMインレー（表8〜11）

小臼歯・大臼歯の隣接面を含んだ複雑窩洞に限られる（表8-❶）。

光学印象には咬合採得も含まれる（表8-❷）。

適用部位は小臼歯・大臼歯のCAD/CAM冠の適用条件と同じである（表8-❸）。

CAD/CAM冠用材料（Ⅲ）を使用した場合は、使用材料の名称・ロット番号等を記載した文書（シール等）を保存・管理する（表8-❹）。

CAD/CAMインレー内面（被着面）にアルミナ・サンドブラスト処理およびプライマー処理等を行う（表8-❺）。

CAD/CAM冠の脱離再装着（表12〜13）

- Rコート（象牙質レジンコーティング）は生PZを行った際1回に限り算定するので、脱離再装着時には算定できない。
- 内面処理加算Ⅰは脱離再装着時にも算定できる。

【参考文献】
1）公益社団法人日本補綴歯科学会：保険診療におけるCAD/CAM冠の診療指針2024. https://www.hotetsu.com/files/files_1075.pdf（2024.12.24.）
2）特定非営利活動法人日本歯科保存学会：CAD/CAMインレーの臨床指針. https://www.hozon.or.jp/member/statement/file/guideline_CADCAM.pdf（2024.12.24.）

表❽　CAD/CAM インレーの算定点数

形成・印象

	修形	KP
歯冠形成	120（180）	86（129）
CADIn 形成加算	+150（225）	+150（225）
印象採得（連 imp）	64（96）	
咬合採得（BT）	18（27）	
仮封	—	

1
1

	修形	KP
歯冠形成	120（180）	86（129）
CADIn 形成加算	+150（225）	+150（225）
光学印象（光 imp）	100（150）	
光学印象歯科技工士連携加算（光技連）	+50（75）	
仮封	—	

1
2

装着

3

	小臼歯		大臼歯
CAD/CAM インレー set	Ⅰ	Ⅱ	Ⅲ
	938	931	1,100
装着料	45（68）		
内面処理加算1	+45（68）		
装着材料（接着材料Ⅰ）	17		

4
5

★（　）内は 50/100 加算の点数

表❾　小臼歯 CAD/CAM インレーの算定例（修形）

月日	部位	治療内容	
10月7日		再診	
	⌐4	OA＋2% キシロカイン Ct1.8ml 浸麻	—
		修形（MO 窩洞）＋ CADIn 形成加算	120+150
		R コート（象牙質レジンコーティング）	—
		連合印象（寒天＋アルジネート）	64
		BT（シリコン）	18
		仮封	—
10月15日		再診	
	⌐4	CAD/CAM インレー（Ⅱ）set	931
		装着料（内面処理加算Ⅰ）	45+45
		装着材料（接着材料Ⅰ）	17

表❿　大臼歯 CAD/CAM インレーの算定例（KP）

月日	部位	治療内容	
10月7日		再診	
	⌐6	KP（OD 窩洞）＋ CADIn 形成加算	86+150
		連合印象（寒天＋アルジネート）	64
		BT（シリコン）	18
		仮封	—
10月15日		再診	
	⌐6	CAD/CAM インレー（Ⅲ）set	1,100
		トレーサビリティシール保管	—
		装着料（内面処理加算Ⅰ）	45+45
		装着材料（接着材料Ⅰ）	17

表⓫　小臼歯 CAD/CAM インレーの算定例（修形）

月日	部位	治療内容	
10月7日		再診	
	⌐4	OA＋2% キシロカイン Ct1.8ml 浸麻	—
		修形（MO 窩洞）＋ CADIn 形成加算	120+150
		R コート（象牙質レジンコーティング）	—
		光学印象	100
		光学印象歯科技工士連携加算	50
		仮封	—
10月15日		再診	
	⌐4	CAD/CAM インレー（Ⅲ）set	1,100
		トレーサビリティシール保管	—
		装着料（内面処理加算Ⅰ）	45+45
		装着材料（接着材料Ⅰ）	17

表⓬　CAD/CAM 冠脱離再装着の算定例

装着料	45（68）
	32（47）
内面処理加算1	+45（68）
	+32（47）
装着材料（接着材料Ⅰ）	17

★（　）内は 50/100 加算の点数
★ 下段は 70/100（補管未提出保険医療機関）の点数

表⓭　CAD/CAM 冠脱離再装着の算定例

月日	部位	治療内容	
10月25日		初診	
	⌐4	R コート（象牙質レジンコーティング）	—
		装着料（内面処理加算1）	45+45
		装着材料（接着材料1）	17

算定の仕方　29

臨床の玉手箱
保存修復編

〈監修〉鷹岡竜一（鷹岡歯科医院）・大谷一紀（大谷歯科クリニック）
〈編集委員〉鎌田征之（鎌田歯科医院）・稲垣伸彦（みどりが丘歯科クリニック）

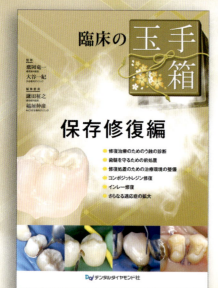

A4判・188頁・オールカラー
本体11,000円＋税

臨床の玉手箱シリーズ第2弾『保存修復編』いよいよ刊行！

保存修復のトップランナーによる"最高のギフト"を玉手箱に収めました！

う蝕や外傷で崩壊した歯を補修する「保存修復学」。各種材料の進化やテクニックの開発により、低侵襲で長期予後の期待できる歯科治療として、より一層注目を集めています。本書は、

- 最新の病因論から診断のポイントを学ぶ
- 疫学から疾患の傾向と将来を考える
- 材料の特性を踏まえた治療計画を立案する
- 長期予後を支える術前処置を見直す

など、多くの臨床医のニーズを満たす情報が集約されています。保存修復治療の実践に欠かせない科学的背景・診断・材料・手技について、6カテゴリー全69トピックスにわたって解説された本書は、若手歯科医師はもとより、ベテラン歯科医師の臨床アップデートにも最適な一冊となるでしょう。保存修復の玉手箱を、ぜひ皆さんの臨床にお役立てください。

詳しい情報はこちら

CONTENTS

第1章　修復治療のためのう蝕の診断
- う蝕の最新病因論　●う蝕の疫学—最新のう蝕事情—
- う蝕の分類　●う蝕活動性の評価　他

第2章　「歯髄を守る」ための前処置
- 修復処置前に行う患者指導
- 初期エナメル質う蝕へのアプローチ　他

第3章　修復処置のための治療環境の整備
- 既存の修復物の除去
- ラバーダム防湿の必要性と臨床的意義
- 隔壁法　●ラバーダム防湿法　●簡易的防湿法 —ZOO— 他

第4章　コンポジットレジン修復
- コンポジットレジンの進歩とこれから
- 接着材料の進歩とこれから　他

第5章　インレー修復
- 直接法（CR修復）でどこまでできるか
- インレー修復とは—インレー、アンレーの違い— 他

第6章　これからの保存修復：さらなる適応症の拡大
- 失活歯へのコンポジットレジン修復
- 直接法コンポジットレジンブリッジ修復の臨床応用　他

デンタルダイヤモンド社

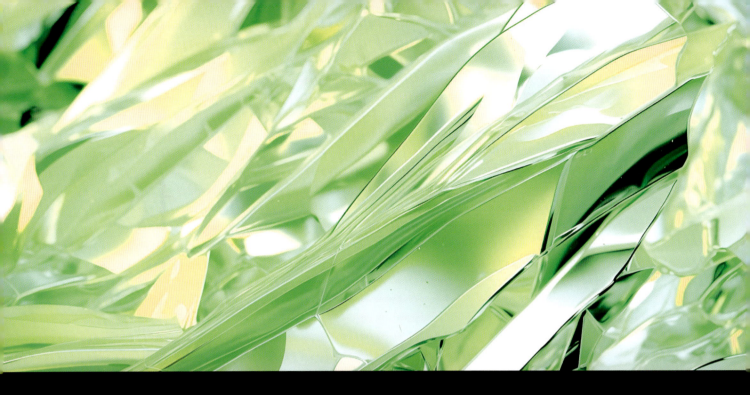

2章 臨床の実際 〜診査・診断から接着まで

草間幸夫 *Yukio KUSAMA* ◆ 東京都・西新宿歯科クリニック

2章　臨床の実際 ～診査・診断から接着まで

① CAD/CAM冠の予後報告から示唆される配慮すべきポイント

適合精度

CAD/CAM技術を使用した冠は、従来の手作業による補綴物と比較して、適合精度が高いとされている。デジタルスキャニングとコンピュータによる設計・加工によって、一貫した精度の高いクラウンが製作可能である。いままでの適合性に関する研究[1～4]では、セメントスペースが120μm以下ならば、許容可能であるとされてきた。しかし、近年のシステマティックレビューによれば、CAD/CAM修復物の適合性は80μm以下と報告[5]されており、CAD/CAMシステムの精度が向上したことがわかる。

ただし、システムとしての精度の向上がみられるとしても、支台歯外形や窩洞内に先鋭な面角やナイフエッジ、また鋸歯状のマージンといった形成の形状に起因する適合阻害要因や、印象材の収縮・変形、石膏模型の膨張・変形によるスキャンデータの歪みなどは起こり得る。これらをふまえたCAD/CAM修復物の製作に特化した配慮が必要になると思われる。

長期的な耐久性

CAD/CAM冠の材料には、レジン系材料やハイブリッドセラミック材料が使われている。これらの材料は天然歯に近い弾性係数をもち、対合歯への負担が少ないとされており、長期的にも安定して機能できることが予測される。

ただし、金属冠やオールセラミッククラウンと比較すると、耐摩耗性や耐久性がやや劣る場合もあることも報告されている。このことから、該当歯のみならず対合歯の材質を把握し、適応を検討することが必要と考えられる。

近年CAD/CAMブロック材料は目覚ましく進化し、十分な強度を得られるようになった。PEEK冠のような、金属に匹敵する高耐久性のマテリアルもあり、今後に期待される。

審美性

CAD/CAM冠用のCRブロックの屈折率は、通常1.5～1.6の範囲で、これは天然歯のエナメル質（約1.62）や象牙質（約1.54）に近い値であり、審美的に自然な外観を再現するために調整されている。

屈折率は材料がどの程度光を曲げるかを示す指標であり、とくに光の透過性や反射性、透明感に大きな影響を与える。

CAD/CAMブロックは、こうした屈折率を調整することで、天然歯の外観や質感にできるだけ近づけるように設計されている。天然歯に近い色調や透明感をもつため、前歯部など審美的要求度が高い部位でも対応が可能である。

しかし一方で、透過性を有するがゆえに、形成面の色の影響を受けるので、メタルコアではその金属色が反映されてしまう。そのため、レジンコアに置き換える必要性も生じる。

さらに個々の歯牙の色で、切縁色が強い、白斑や歯頸部付近のクロマが強いといったケースでは、

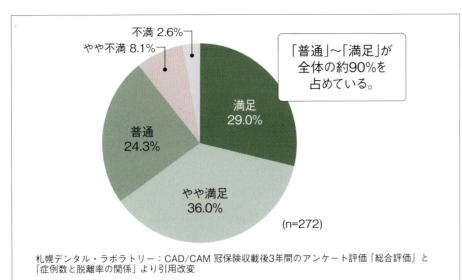

表❶ 調査から、CAD/CAM冠は満足度が高いことがわかる。金属冠よりははるかに歯の色に近いことや、弾性係数が低いことから噛んだ感じが「カチカチ」しないなど、当院でも患者からの評価は高い

単純な削り出しの状態で対応できないことが多い。そのような場合は、最終セット時に表面にシラン処理を施したのち、カラーコンポジット材によるキャラクタライゼーションを行うことで、審美的な要求に沿うことができる。

また、材料によっては時間とともに表面の艶がなくなったり、吸水による着色などで色が変化することもある点に配慮する。

患者満足度

CAD/CAM冠は短期間での製作が可能で、通院回数の減少や治療時間の短縮が期待できる。また、CAD/CAMインレーでは光学印象により、従来の通常印象よりも手間が軽減され、患者にとっても快適である。また、上顎小臼歯部などの準審美部位では金属冠より圧倒的に審美的であり、噛み心地の評価もよい結果を出しており、患者満足度は高いといえる（**表1**）。

ただし、PEEK冠では色調の不自然さとチューインガムが付着しやすいという愁訴が少なからず出ていることにも配慮して、事前に十分な説明が必要である。

臨床成績に関する研究データ

いくつかの臨床研究によると、CAD/CAM冠の3〜5年の経過観察では、良好な臨床成績が報告されている。ただしレジン系材料の長期耐久性や咬合力による摩耗については、さらに長期間のデータが必要とされている。

総じて、CAD/CAM冠は適応症例によっては非常に有効な選択肢となるものの、患者の個々のリスク判定や、特定の材料特性や症例に合わせた選択が重要と考えられる。

【参考文献】
1) Miura S, Inagaki R, Kasahara S, Yoda M: Fit of zirconia all-ceramic crowns with different cervical margin designs, before and after porcelain firing and glazing. Dent Mater J, 33 (4): 484-489, 2014.
2) 須藤紀博, 三浦賞子, 稲垣亮一, 兼田陽介, 依田正信, 木村幸平: CAD/CAMシステムで製作したオールセラミッククラウンの適合に関する基礎的研究. 日補綴会誌, 1: 21-28, 2009.
3) MacLean JW, Von Fraunhofer JA: The estimation of cement film thickness by an in vivo technique. Br Dent J, 131 (3): 107-111, 1971.
4) Komine F, Iwai T, Kobayashi K, Matsumura H: Marginal and Internal Adaptation of Zirconium Dioxide Ceramic Coping and Crowns with Different Finish Line Designs. Denta Mater J, 26 (5): 659-664, 2007.
5) Boitelle P, Mawussi B, Tapie L, Fromentin O: A systematic review of CAD/CAM fit restoration evaluations. J Oral Rehabil, 41 (11): 853-874, 2014.

2章　臨床の実際 ～診査・診断から接着まで

② 診査・診断

　CAD/CAM冠・インレー、PEEK冠の臨床応用は、算定要件が整えば保険請求自体は可能である。ただし、材料の物性による制限があることや、接着性修復物であるものの、接着を達成させにくいマテリアルであることなどから、適用症への術前の診査・診断が必要となる。

　CAD/CAM冠とPEEK冠の適応症については、日本補綴歯科学会がガイドラインを発表しており、CAD/CAMインレーについては、日本歯科保存学会が臨床指針を発表している。このガイドラインと臨床指針を熟知して臨むことが重要である。

　加えて2014年に保険収載されたCAD/CAM冠では、この10年を経過したうえで、短期的・長期的な生存率や合併症などの予後報告が多く出ており、それらの報告から臨床上の留意点を読みとり、成功させるためのポイントを探ることがよいと思われる。

 合併症の報告から

　「保険収載のCAD/CAM冠」に関する合併症として、いくつかの研究が報告されている。おもな問題として挙げられるのは、脱離と破折である（表1）。

・脱離

　調査によると、CAD/CAM冠の脱離率は2年間で7.5%、4年間で21.8%であったがすべて再装着ができた。装着後2週間以内に多くが脱離している。この問題は、接着剤の選択や前処理が関与しており、とくにプライマー処理やサンドブラスト処理が脱離防止に役立つとされているが、それらの実施率には差があることが報告されている[1,2]。

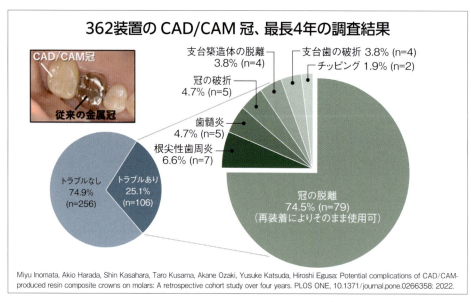

表❶　CAD/CAM冠は当初小臼歯から保険収載された。合併症のリスク要因となる咬合力が低かったため、成績がよかったと推測される。大臼歯部への適用は、この報告が出された時点では、リスクへの懸念があったと推測される。ただし、小臼歯でも、接着性レジンセメント以外のセメントを使用するとリスクが生じることが指摘されている

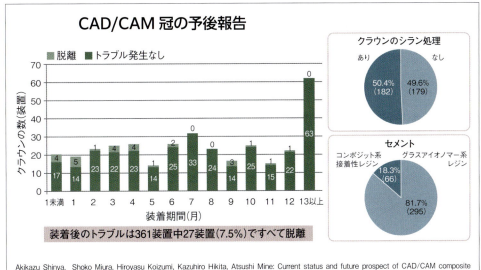

表❷ CAD/CAM冠が保険収載された2014年当時は、鋳造歯冠修復が歯科の修復物の中心であったため、接着性修復物への知識が十分に周知されていなかったと考えられる。脱離などの合併症の原因が特定でき、いまに繋がっていると考えられる

脱離の原因としては、以下の4点が指摘されている。

1. 接着不良

CAD/CAM冠はレジンセメントによって歯に接着されるが、接着の不良が脱離の主要な原因とされている。具体的には、不適切な前処理やセメントの選択ミスが脱離に繋がることがある。たとえば、プライマー処理やサンドブラスト処理を適切に行わない場合や、接着性レジンセメントの選択が不適切であると、接着強度が十分に確保されず、脱離しやすくなる（表2）。

接着不良の原因には次のようなものがある。

＜接着方法への習熟の不足＞

冠内面のシラン処理の有無や使用されたセメントの種類などの調査から、CAD/CAM冠の適切な接着方法が周知されていないことなども示された[4]。

＜接着面・被着面の特性に対する処理の困難性＞

通常、不完全なCRの断面では、未反応基が存在するので接着をする場合はセメントと共重合をする。

CAD/CAM冠で使われるCRブロックは、工業的に高温・高圧下で重合されるため、重合度が高く、完全な重合層には表在化しているシリカ成分であるフィラーへは接着ができても、マトリックスレジンであるPMMAには接着が困難である（図1）。

完全な重合層へは、サンドブラスト処理によりフィラーの露出を図ることでシラン処理ができる部分を増やし、機械的なマイクロメカニカルインターロッキングを生成させることができる（図2）。

また、報告によれば、CAD/CAM冠が応用されるケースは失活歯が多く、その場合、メタルコアやCRコアによるコアビルドアップがなされているため、接着面には象牙質とコア材が混在する（図3）。象牙質へのプライマー処理に加えて、メタルあるいはCRへのプライマー処理が選択的に必要とされることにも注意を要する。

＜防湿不全、被着面の汚染、セメントシステム選択ミス、ドライマージンの不備＞

歯面におけるセメントの剥離が多くみられたとの報告から、接着時の歯面の処理に問題があることが脱離の誘因の1つであると考えられる。

歯面との接着を確実にするためには、ラバーダムやZOOなどによる防湿操作や、仮着セメントなどの汚染の除去、唾液のムコ蛋白の付着の除去などの接着阻害要因の除去を完全に行い、象牙質とコア材へのそれぞれの選択的で適切なプライマ

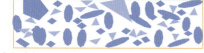
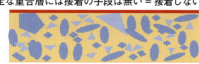
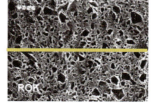
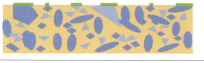

図❶ CRは不完全重合層が残っている部分は、マトリックスレジンの部分で共重合して強く接着できる。完全重合層に接着できるものは、わずかに露出しているフィラーへのシラン処理によるものだけで、接着力は非常に弱い。工業的に高度に重合されたCAD/CAM冠用ブロックの切削面も、同じく接着できるのはわずかに露出したフィラーのみとなる

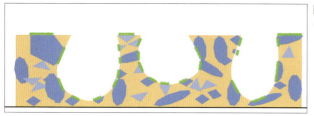

図❷ CAD/CAMブロックの削合面の表面に露出するフィラーは限定される。酸化アルミナのサンドブラスティングを行うことで、マイクロメカニカルインターロッキングの生成と、フィラーの露出を多くすることに繋がる

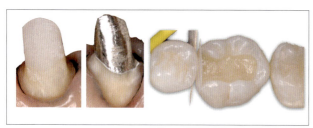

図❸ 接着する面は、クラウンでは、象牙質単独、象牙質と一部メタルコア（金属種類が不明）、象牙質とCRコアが存在し、生活歯インレーなどでも、エナメル質と象牙質、一部ビルドアップのCRといった違う性状の接着面が存在する

ー処理を行うことが望まれる。

とくにプライマー併用型の接着性レジンセメントを使用する場合には、縁上マージンまたは歯肉縁マージンにおけるドライゾーンでの接着が必須である。深い縁下マージンのままで接着操作を行うことには問題があり、後述する前処置を行うことが従来の鋳造歯冠修復との大きな違いである。

深い縁下マージンでは、歯肉溝の滲出液の影響により歯面への接着操作が困難になるため、ドライゾーンを設定する。このために、CRによる縁下マージン部分のビルドアップをすることが推奨される[4, 5]。

クラウンにおいては、マージン全周においてドライゾーンが求められるため、適切なプロビジョナルクラウンを設置することで、歯肉形態のコントロールを行うことが可能である（図4〜6）。

2．咬合力による影響

強い咬合力がかかる場合、とくに大臼歯など咬合力が集中する部位では、CAD/CAM冠が脱離するリスクが高くなる。CAD/CAM冠の材料は金属冠と比較して弾性係数が低いため、強い力が加わると変形を来し、歯質とセメントの接着界面で凝集破壊が起こりやすくなることが報告されている[6]。以下の2点に注意が必要である。

＜塑性変形による歯面と修復物間のセメントの凝集破壊＞

クラウンに応力が加わったときにハイブリッドレジンマテリアルは塑性変形を来すため、セメント界面に応力が集中して脱離の原因となっていると考えられている。

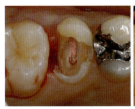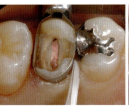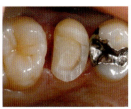

図❹ プライマー併用型の接着性レジンセメントを接着に使用する修復物は、水分の存在が接着阻害になる。そのため、ドライゾーンで行うことが必須で、保険収載のCAD/CAM修復物でも例外ではない。とくに深い縁下マージンのままでの接着操作は、歯肉溝滲出液のために、接着が不完全になる。縁上マージンまたは歯肉縁マージンに設定してから、ドライ環境下で接着操作を行わなければならない。インレーなどで縁下マージンの場合は、CRによるビルドアップ法などで、接着マージンをドライゾーンに設定した後に操作を行う

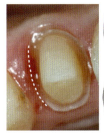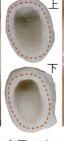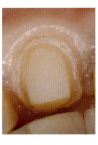

図❺ クラウンでは全周でビルドアップを行うことは困難な場合が多い。プロビジョナルクラウンを若干オーバーカントゥア（下）に製作して装着し、歯肉がプロビジョナルクラウンのカントゥアに沿って安定した後に印象操作を行うと、理想的な歯肉縁マージンを生成できる

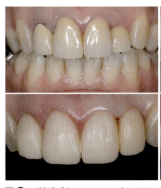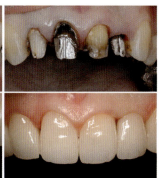

図❻ 前歯部のメタルボンドクラウンのやりかえのケース。クラウンを除去した状況では、深い縁下マージンのために、そのまま形成と印象を行うことができない。適切なプロビジョナルクラウンの装着後、約1ヵ月ですべて縁上マージンに変えられ、セラミッククラウンを適切に接着できた。保険診療のなかでも接着性修復物の特殊性を理解して、拙速な治療に終わらないように、マージンラインと歯肉縁のコントロールが必要である

とくに脱離したCAD/CAM冠内面にセメントが付着した状態が多く、歯質への接着が不備であったケースが多いことも報告されている。

＜脱離原因への対応＞

変形を来さないために全体の厚みを確保するべく、咬合面のクリアランスや、軸壁の厚みを十分にとり、変形を来す原因である過剰な咬合圧（ブラキシズムや偏心運動時のガイドによる咬合圧）を避けられるかどうかを判断する。

3．形態と適合性

適切な支台歯形成が行われない場合は、適合性が悪くなり脱離の原因になる。

適合精度は形成デザインにより大きく影響を受ける。面角の存在や、鋸歯状またはジャンプマージンの存在、立ち上がった軸壁などの要因によって適合精度が下がることは、切削加工機（ミリングマシン）のデザイン追従性（ミリングパス）に物理的制限があるためである。

また、接着性修復物は接着性レジンセメントの物性から一定の厚みが必要で、適合精度が非常によい場合では、セメント層が薄くなりすぎることになり、その場合接着を維持するセメント自体の強度が減少することが知られている。適正なセメント厚みは50～100μmであるとされる。

クラウンと支台歯との間のセメントスペースが450μm以上になると接着は失われるという報告があり[7]、接着修復であっても適合性は必要で、最適なスペースは50～100μmとされている。合

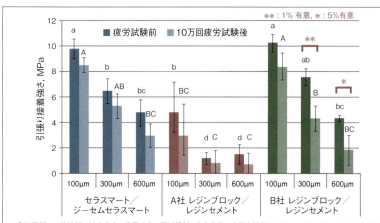

図❼ 鋳造歯冠修復は内面のいくつかのハイスポットが形成面に接触することで、安定して適合しているかに見えるが、CAD/CAM修復物においては、形成面の適合は形成面に相似的に加工されハイスポットは存在しない。セメントスペースはCAMソフトにより、パラメーターにより設定される。そのスペースには接着性レジンセメントが挟まる形で、形成歯面と修復物との接着を取り持つ。
その厚みがグラスセラミックのクラウンの耐久性に与える影響を調べたこの研究では、接着された（bonded）修復物では、50μmと100μmでは違いがなく、同じ厚みの非接着（non-bonded）の修復物では耐久力は約半分になった。そして、接着された（bonded）ものでも、その厚みが450μmより大きくなると、接着が失われたと報告されている。このことから、「必要な接着セメントの厚み＝セメントスペーサー」は50～100μmがよいとされた。厚みがさらに薄くなれば適合精度は高くなるが、セメントの厚みが薄くなりすぎると物性が脆弱になり、セメントの破折や凝集破壊を起こすことが考えられる

図❽ ジーシーの研究による、CAD/CAM冠用ブロックの「セラスマート」と他社のブロックの比較。セメントスペースを100μm、300μm、600μmに設定し、10万回の疲労試験を行った結果を報告している

着の修復物ではリテンション（転覆に抵抗する形）とフリクション（摩擦力）により保持されるため、接着性修復物とは違って、究極な適合性を必要とする。形態と適合性は相関関係にあり、軸壁の角度やマージンの形態が精度の要素である。

また、セメントスペースが大きくなると、耐久性が落ちるという報告[8]があり、適切な精度を設定することでCAD/CAM冠の耐久性が高められることになると考えられる（図7、8）。

4．患者の口腔内環境

患者個々の口腔衛生状態も脱離に影響する。う蝕病原性細菌のエステラーゼ活性により接着性CRセメントが加水分解されて、唾液に浸漬されるマージンに存在する接着性レジンセメント層の粗雑性が上がるという報告があり[9]、セメントの耐久性が下がることで、接着面の劣化により維持力の低下や辺縁漏洩を招く可能性があると考えられる（図9）。

CAD/CAM冠を適用する際には、う蝕発生リスクを判定し、リスクマネジメントを行い、リスクが下がっている状態を見極めたうえで適用するのが望ましいことが示唆される。また定期的な検診時には、プラークコントロールの状態のチェックや接着セメント層の研磨なども重要であると考えられる。

・破折

破折率は約4.3%と報告されており、とくに1ヵ月以内の早期に発生するケースが多い。強い咬合力が加わる部位では、CAD/CAM冠の素材自体の強度が問題となることがある[10]。

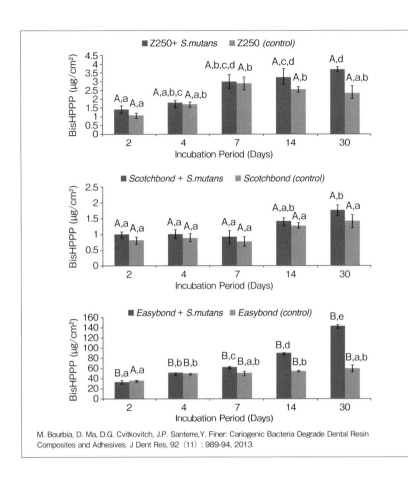

図❾ う蝕病原性細菌は、重合されたCRと接着材に加水分解させるレベルのエステラーゼ活性をもつという仮説をサポートする研究。3種類のボンディング材を使い、ミュータンス菌の存在する場合（濃い緑色の棒グラフ）と、存在しない場合（薄い緑色の棒グラフ）で表面の粗さを測定している。
横軸は培養日数で、培養が進むにつれて、どのケースでもミュータンス菌を作用させた群が表面粗さが増していることがわかる。CAD/CAM冠は本体もセメントもCRで構成されているため、フィラーとマトリックスレジンとの間を繋いでいるシロキサン結合が、う蝕病原性細菌が出すエステラーゼにより加水分解される可能性があることから、厳密なプラークコントロールやう蝕リスクの監視が必要である

　これらの合併症は、とくに強い咬合力がかかる大臼歯や前歯で発生しやすく、今後より強度を高めた材料や適切な処理が求められると考えられている。

―診査・診断の結論―

「ルールに沿った形成、適切な接着ができるのか？」を見極めるのがポイントである。

【参考文献】

1) Miyu Inomata, Akio Harada, Shin Kasahara, Taro Kusama, Akane Ozaki, Yusuke Katsuda, Hiroshi Egusa: Potential complications of CAD/CAM-produced resin composite crowns on molars: A retrospective cohort study over four years. PLOS ONE, 10.1371/journal.pone.0266358: 2022.
2) 伴晋太朗：CAD/CAMレジン冠治療の禁忌症の解明と機械学習を応用した診断システムの創出．2024．
3) Akikazu Shinya, Shoko Miura, Hiroyasu Koizumi, Kazuhiro Hikita, Atsushi Mine: Current status and future prospect of CAD/CAM composite crown. Annals of Japan Prosthodontic Society, 9(1): 1-15, 2017.
4) Magne P.et.al.: Immediate dentin sealing improves bond strength of indirect restorations. J Prosthet Dent 94: 511 - 519, 2005.
5) M Zaruba, T N Göhring, F J Wegehaupt, T Attin: Influence of a proximal margin elevation technique on marginal adaptation of ceramic inlays. Acta odontologica Scandinavica, 71（2）: 317-324, 2013.
6) 末瀬一彦：保険診療に導入された「CAD/CAM冠」の初期経過に関する調査研究．日本デジタル歯科学会誌，5：85-94，2015．
7) Liliana G May, J Robert Kelly, Marco A Bottino, Thomas Hill: Effects of cement thickness and bonding on the failure loads of CAD/CAM ceramic crowns: multi-physics FEA modeling and monotonic testing. Dental materials : official publication of the Academy of Dental Materials, 28(8); e99-109, 2012.
8) 入江正郎，田仲持郎，松本卓也，丸尾幸憲，西川悟郎，皆木省吾，吉原久美子：レジンセメントのCAD/CAM用レジンブロックに対する接着強さに及ぼすサンドブラスト処理の影響．接着歯学，33（4）：181-186，2015．
9) M. Bourbia, D. Ma, D.G. Cvitkovitch, J.P. Santerre,Y. Finer: Cariogenic Bacteria Degrade Dental Resin Composites and Adhesives. J Dent Res, 92(11): 989-94, 2013.
10) 末瀬一彦，橘高又八郎，辻功，澤村直明：小臼歯CAD/CAM冠導入2年後の臨床経過に関する調査研究．日本補綴歯科学会誌，11（1）：45-55，2019．

2章　臨床の実際 ～診査・診断から接着まで

③ 適応症

CAD/CAM冠の適応症

　日本補綴歯科学会のガイドラインには「適応症は全部被覆冠と同様」との記載があるが、金属冠より物性が脆弱であることに配慮する必要があると考えられる。また「保持力に十分な歯冠高径があること」という点については、重合度が高く接着が難しい材料であることから、接着性修復物であるがリテンション（維持形態）をつける必要性があることに注意する。

　「過度な咬合圧が加わらないこと」の記載については、適応可能な症例においては個別具体的に判断することが望ましいが、部分床義歯の支台歯（鉤歯）、事実上の最後臼歯については「適応症とするためのエビデンスが得られていないため、当面は慎重に適用を検討すべきである」と記載されている。レストの付与は咬合面の肉厚を減少させることや、メタルのクラスプがアンダーカットを越えるつどの摩耗、単独歯とは咬合圧のかかり方が変わることなどに注意する。

　また、保険算定の要件と補綴学的な適応症は別であることも念頭におく必要がある。

1）適応症
　a）小臼歯の単冠症例：適切な保持形態、抵抗形態を付与でき、過度な咬合圧を回避可能な症例
　b）大臼歯の単冠症例
　　　1.CAD/CAM冠用材料（Ⅴ）：PEEK冠を使用する場合ではすべての大臼歯
　　　2.CAD/CAM冠用材料（Ⅲ）を使用する場合では、当該CAD/CAM冠を装着する部位と同側に大臼歯による咬合支持があり、補綴部位に過度な咬合圧が加わらない場合
　　　3.当該CAD/CAM冠を装着する部位の同側に大臼歯による咬合支持がなく、補綴部位の対合歯が欠損（部分床義歯を装着している場合を含む）があり、当該補綴部位の近心側隣在歯までの咬合支持がある場合
　　　4.金属アレルギー患者（医科による金属アレルギー診断がある場合）
　c）前歯の単冠症例：適切な保持形態、抵抗形態を付与でき、過度な咬合圧を回避可能な症例

2）推奨できない症例
　a）咬合面クリアランスが確保できない臼歯部症例
　b）唇舌的幅径が小さく唇面・舌面クリアランスが確保できない前歯部症例
　c）軸面の削除量を確保すると抵抗形態が不十分となる前歯部症例
　d）過小な歯冠高径症例
　e）顕著な咬耗（ブラキシズム）症例
　f）偏心位のガイドもしくは切端咬合により過度な咬合圧が予測される前歯部症例
　g）深い縁下カリエス

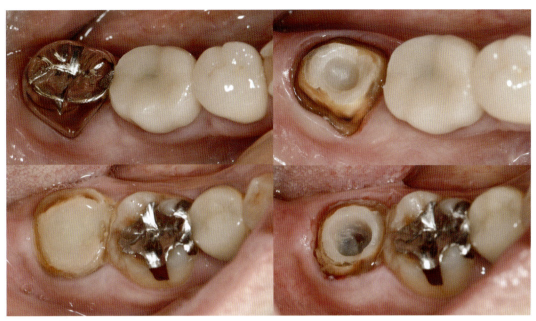

図❶　エンドクラウンの形状は、従前よりグラスセラミックの強度不足を補うために応用されてきた。新しいデザインではないが、経年的に咬合が下がり咬合高径が著しく低くなった失活歯のケースには、推奨される形成デザインである。ポストとして形成するとCAD/CAM加工では適合性に難があるので、「厚みを取るための大きい凹み」と捉えて、形成デザインのプロトコールに沿って適用しても問題ないと考えられる

3）考慮すべき事項
　a）部分床義歯の支台歯（鉤歯）
　b）事実上の最後臼歯（後方歯の欠損）
　c）高度な審美性の要望

（日本補綴歯科学会 医療問題検討委員会［編］：保険診療におけるCAD/CAM冠の診療指針 2024. より引用改変）

　咬合接触部位のクリアランスが確保できない場合や、支台歯高径が低いケース、ブラキシズムや前方運動での干渉が大きい（切歯路角が大きいなど）場合は適応ではない。

　また、臼歯部のCAD/CAM冠の実績では、9割が失活歯に、1割が生活歯に適用され、メタルコアの場合での脱離が多いことが報告されているが、他院で装着したメタルコアは成分が特定できず、貴金属系は硫化メタクリレート処理、卑金属系はリン酸メタクリレート処理をする必要があり、双方の成分を含む金属プライマーが推奨される（例：M&Cプライマー［サンメディカル］、Monobond Plus［イボクラールビバデント］などが適する。可能であれば口腔内用のサンドブラスター、たとえばロンドフレックス（KaVo）などによるメタルコア表面へのサンドブラスト処理が推奨される）。

エンドクラウンの適応症

　エンドクラウンは、咬合が極端に低い大臼歯の失活歯に対する単独冠症例に適応される。

　従来、CAD/CAM修復物の黎明期に、長石系のブロックしか選択肢がなかったころ、大臼歯部の失活歯にクラウンを適用する場合などで、クリアランスの不足を補うために適用された形成デザインであった。耐破折強度が150MPaほどしかなかった長石系ブロックでも長期的に生存できることは立証されている。CAD/CAMブロックは200MPaほどあることから、臨床的に十分に安全に適用できるものと考えられる（図1）。

1）適応症
　a）大臼歯の単冠症例：支台歯のフィニッシュラインが縁上に設定され、2.0mm以上の辺

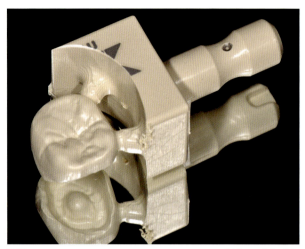

図❷ PEEKは、Poly Ether Ether Ketonの略号で、「芳香族ポリケトン」（ポリアリールエーテルケトンまたはPAEK）と呼ばれるポリマー群に属し、PAEK類はアリル基、エーテル基そしてケトン基から構成される。PEEKは、おおむね直鎖状の半結晶性ポリマーでエーテル（Ether）・エーテル（Ether）・ケトン（Ketone）が連結してできている。最も高性能な熱可塑性ポリマーの1つとして知られている。金属と比較すると非常に軽量で、成形が容易、耐腐食性があり、高い比強度（単位重量あたりの強度）がある

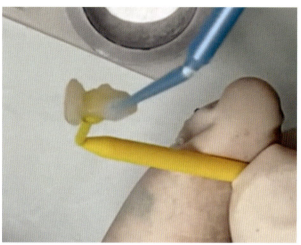

図❸ 2022年に保険収載されてから当院ではこの2年間で約391ケースのCAD/CAMインレーをセットしてきた。比較的大きな2級窩洞で、ダイレクトCR充填と比べると、コンタクトの回復と隣接面や咬合面の形態の適正化が図れること、重合度が高く丈夫で割れにくいこと、保険点数が高いことなどで優れていると感じた。現在までに追跡できるケースで、破折や脱離を起こしたことはない。今後もマテリアルや接着性レジンセメントの性能が向上し、形成や接着のスキルが周知されれば、優れた保存修復物の1つになると思われる

　　縁幅を確保でき、髄室保持部の長さは少なくとも2.0mm以上確保可能な症例
　b）歯冠高径の低い症例
　c）湾曲、狭窄根管をもつ症例
　d）フェルールの確保が困難な症例
2）推奨できない症例
　a）支台歯のフィニッシュラインが縁下に設定される症例・2.0mm以上の辺縁幅を確保できない症例（歯根壁の破折の可能性がある）
　b）咬合面クリアランスが1.5mm以上確保できない症例
　c）歯髄腔の高さや辺縁部の厚みが十分に確保できない症例
3）考慮すべき事項
　a）部分床義歯の支台歯（鉤歯）
　b）全部被覆冠の形態であること（咬合調整することでフィニッシュラインが露出すなど極端に咬合が低いケース）

（日本補綴歯科学会 医療問題検討委員会［編］：保険診療におけるCAD/CAM冠の診療指針2024. より引用改変）

PEEK冠の適応症

　PEEKは高分子ポリマーで、耐熱性、耐化学薬品性、耐摩耗性に優れている。さらに軽量で弾性率が歯に近いため、咬合による負担が少ない素材である。生体適合性が高く、金属アレルギーへの影響がないため、金属に敏感な患者にも使用できる。また、適度なX線透過性があり、画像診断の妨げにならない（図2）。

　咬合圧の高い大臼歯に十分耐え得る材料だが、光透過性がないため透明感がなく審美的ではないので、小臼歯部位や前歯部位には適さない。

　適応症は上下の第1・2・3大臼歯で、制限される条件はない。

（日本補綴歯科学会 医療問題検討委員会［編］：PEEK冠に関する基本的な考え方［第1報］より引用改変）

CAD/CAMインレーの適応症

1.CAD/CAMインレーの臨床指針

　CAD/CAMインレーは、2022年4月に保険収

載となった（**図3**）。

日本歯科保存学会・編「う蝕治療ガイドライン」（第 1 版：2009年、第 2 版：2015年）では、MI（Minimal Intervention）に基づく歯質保存的な修復処置として推奨している。直接法の CR 修復法が最も歯質保存的な修復法としているが、コンタクトの回復が困難で、比較的大きな Class Ⅱ のケースなどにおいては、CAD/CAM インレーは患者の審美的要求に対応でき、メタル修復の生体親和性の低さにも代替でき、デジタル加工で精密な適合性を得られる優れた間接修復の修復方法であると考えている。

日本歯科保存学会から、CAD/CAM インレー修復の適切な術式を周知するための臨床指針が策定されたので、これに沿った臨床判断が望まれる。

（1）CAD/CAM インレー用材料

CAD/CAM インレーに使用できる高靭性ハイブリッドブロックは、機能区分（Ⅰ）～（Ⅲ）に分けられる。

CAD/CAM インレーは、CAD/CAM 冠の場合と同様に、小臼歯には CAD/CAM 冠用材料(I)および（Ⅱ）が、大臼歯には CAD/CAM 冠用材料（Ⅲ）が用いられる。

＊小臼歯に大臼歯用の（Ⅲ）を使用しても（Ⅱ）の算定になる

（2）「CAD/CAM インレー」保険算定における施設基準

CAD/CAM インレー算定は、地方厚生局へ施設基準の届出が必要である。ただし、2022年 3 月31日において CAD/CAM 冠の点数を算定していた保険医療機関であれば、再度の届出は不要である。

保険医療機関内に歯科用 CAD/CAM 装置が

ある場合は、保険医療機関に歯科技工士が配置されていなければならないので、注意すること。

＜施設基準＞

基準 1 ：歯科補綴治療に係る専門知識及び 3 年以上の経験を有する歯科医師が 1 名以上配置されていること。

基準 2 ：保険医療機関内に歯科用 CAD/CAM 装置が設置されている場合は歯科技工士を配置していること。

基準 3 ：保険医療機関内に歯科用 CAD/CAM 装置が設置されていない場合は、装置を設置している歯科技工所との連携が図られていること。

（日本歯科保存学会［編］：CAD/CAM インレーの臨床指針.より引用改変）

2.CAD/CAM インレーの保険ルール上の適応症

小臼歯および大臼歯の隣接面を含む複雑窩洞に限られる。以下のいずれかに該当する場合に保険算定できる。

（1）小臼歯に使用する場合

（2）上下顎両側の第 2 大臼歯がすべて残存し、左右の咬合支持があるケースで、過度な咬合圧が加わらない場合において第 1 大臼歯に使用する場合

（3）歯科用金属を原因とする金属アレルギーを医科で診断された患者の大臼歯に使用する場合（診断書が必要で、その旨を請求書の適用欄記載する）

＊推奨できない症例：強い咬合圧を受ける症例・習慣性ブラキシズムのある症例

（日本歯科保存学会［編］：CAD/CAM インレーの臨床指針.より引用改変）

3. 適応症　43

形成前のビルドアップ

ビルドアップは、その歯を補強しクラウンやその他の修復物を支えるために行う重要なプロセスである。失活歯ではう蝕の進行により歯質の欠損が大きくなって残存歯質が脆弱になり、破折のリスクが高まる。そのため、コアビルドアップのおもな目的は、根管治療後の歯を補強し、最終的な補綴物（クラウンなど）の基盤を作ることにある。

これにより歯の強度を回復し、クラウンやブリッジなどがしっかりと保持されるようにする（**図1**）。

生活歯では、う蝕が深く崩壊の程度が大きい場合に、露出象牙質の保護をするためにデンティンシーリングと同時にCRレジンによる形態の回復を行うことで、CAD/CAMに特化した形成形態を確保することを目的とする（**図2**）。

失活歯へのコアビルドアップ

1. 使用される材料

- **メタルコア**：強度が高く、とくに大きな咬合力がかかる部位（大臼歯など）に適している。ただし、金属コアは、ポストが短かったり太すぎたりして残存歯質が薄くなると、根管内でテコの作用や楔効果を起こして、歯根破折を起こすことがある。そのため、メタルコアを選択する場合には、適切な長さと径のポストを接着操作で設置することが推奨される。また、CRクラウンは金属色を完全に遮蔽することが困難なので、小臼歯部はもとより、前歯部など審美的要求が高い場所ではまったく不向きである。

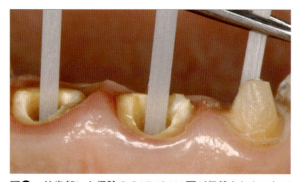

図❶ 前歯部にも保険のCAD/CAM冠が収載されたことで、ファイバーポストを適用するケースも増えたと考えられる。メタルコアを選択したり、従前に入っているメタルコアをそのまま使用することは、透過性をもつCAD/CAM冠材料（Ⅳ）ではディスカラーを招くことになり、審美的に相応しくないと考える。しかし、根管内象牙質は湿潤状況が高く、光重合させる接着プライマーには光が届きにくく、保険収載のファイバーポストはさまざまで、プロトコールが一定ではないので、十分な理解が必要と思われる

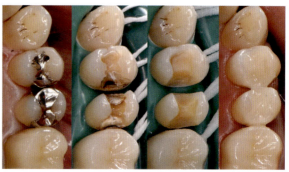

図❷ 生活歯のインレーでは、メタルインレーを除去して適応するケースが多い。その場合は隣接面のボックスは歯肉縁下マージンになっており、スライスカットやベベル、鳩尾形や予防拡大がなされている。これをそのまま少し形成を修正してCAD/CAMインレーとするのは、接着と加工性にとってよいとはいえない。この図のように、メタルを除去した後にう蝕を除去し、ラバーダム下でビルドアップを行い、CAD/CAMの加工に適した外形線、接着に適したマージン設定を行うことで、予知性の高いCAD/CAM修復をセットできる

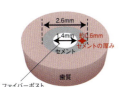
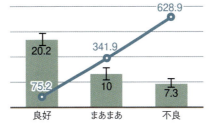

図❸ ファイバーポストとポスト孔との適合精度、接着強度の関係性を調べた研究。75.2μmの適合性をもつ場合の接着強度は20.2MPaであったが、628.9μmのときは7.3MPaであり適合性を高めるほうが接着力が高くなる傾向がみられた。ポスト孔をピーソーリーマで形成する際の直径と、同じ径のファイバーポストを選択できれば、脱離を防ぐ1つのポイントになると思われる

- ファイバーコア：強度と弾性があり、歯質と似た物性をもつため、歯に優しい選択肢である。しかし、横方向に繰り返し咬合圧が過度に加わる場合では、コア全体が歪みを起こす。ポスト孔とポストとの不適合、根管内象牙質への接着操作のほか、ファイバーコアへのシランカップリング処理の不備があれば、クラウンとコアが着いたままでの脱離も散見される。そのため、根管内象牙質への確実な接着操作が求められる。審美性が求められる部位には適しており、メタルコアに比較して歯根破折のリスクを低減する効果がある（図3）。

2. ファイバーポストの適応症の判断

（1）適応症：歯冠部歯質が少なくポストが必要であるものの、窩縁が歯肉縁下には達していない症例が望ましい
（2）禁忌症：窩縁が歯肉縁下深くに達している症例。歯肉縁下のレジンは歯肉溝滲出液により接着不全を起こしやすいため使用は禁忌である
（3）使用に際し慎重を要する症例
- 残存歯質が少ない症例
- 複数歯根が湾曲している症例

3. ファイバーコアの利点と欠点

利点
- 審美的に優れている
- 歯根と似た弾性をもち、歯根破折のリスクを低減できる
- 接着力が高く、補綴物の安定性が向上する

欠点
- メタルコアに比べて強度がやや劣る場合がある
- 咬合力の大きな部位では、使用に注意が必要
- ファイバーポスト表面へのシラン処理が確実に行われないケースでは、ファイバーポストのみが抜けることがある

4. 失活歯コアビルドアップの手順

1）築造窩洞形成

基本は、他のポスト材料を用いた支台築造とほぼ同じである。最終補綴装置のための概形の形成をしたのち、仮封材、充塡材、余分な根管充塡材などを除去する。薄い窩壁などが存在すれば、その厚みが約1.0mmになるまで低く切削する。

フェルール（歯冠部歯質の高さ）が2壁以上1～2mm以上残存し、コア部が保持できるならポストは不要とする報告があるので、どのケースでも

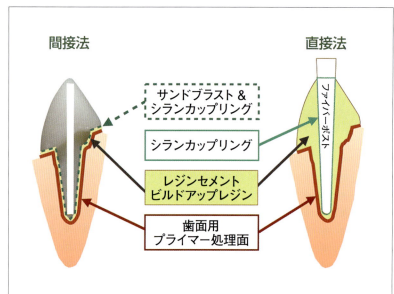

図❹ ファイバーポストコアの製作には、口腔内で直接製作する「直接法」と、模型上で製作する「間接法」がある。接着強度の度合いからすれば根管内象牙質へ直接ビルドアップレジンを接着できる「直接法」のほうが優れているといえる。前歯部などで複数歯にコアを作る場合では、歯軸の方向を揃えたり、向きを調整するなど調整ができるため、そのようなケースでは有用性がある。「直接法」では、ファイバーポストへのシラン処理を忘れずに実施すること、根管内象牙質への接着操作では、デュアルタイプで重合できるもの、またはケミカル重合できるものを選択することなどに気をつける。「間接法」では、「直接法」の注意事項に加えて、接着するポスト部分へのサンドブラスト処理でマイクロインターロッキングの生成を図り、シラン処理を行うことに気をつけること

一律にファイバーポストを入れるのではなく、フェルールの残存状況によって判断する。

ファイバーポストは、築造窩洞との適合性が接着強さに影響されることが報告されている[1]。汎用のピーソーリーマの形状と番数に合わせた形状をもつファイバーポストや、先端のテーパーの形状に合わせた専用の根管形成バーが提供されている製品もあるので、築造窩洞とポストの適合性が高いファイバーポストシステムを選択することで、この問題は解決できる（図3）。

直接法では、窩洞に多少のアンダーカットがあっても歯冠部歯質が多く残るように形成し、その歯質を接着に活用することが望ましい。

ポストの長さは歯冠長と等長あるいは歯根長の2/3、太さは歯根断面の1/3以内とし、できるだけ歯質を残す。

2）直接法と間接法によるコアビルドアップ

製作は直接法と間接法で行われる（図4）。

歯牙への接着強さから考えれば、直接法のほうが根管内象牙質とレジンおよびファイバーが直接的に接着できるので、脱離への抵抗性は優れる。

一方で、前歯部で6前歯すべてをCAD/CAM冠で補綴するケースなどでは、歯軸を調整するため、模型上でファイバーコアを製作することが必要である。その場合には間接法で行うことになるが、接着行程が変わることに注意する。

[直接法のコアビルドアップ]

(1) ファイバーポストの試適

ファイバーポストを試適し、必要であればポストの長さをダイヤモンドディスクやファイバーカッターを用いて調整する。

(2) ファイバーポストの処理

ファイバーポストは口腔内試適後に洗浄後、シランカップリング処理を行い、乾燥させる。製品によってはシラン処理済みで販売されているものや、グラスファイバーが編み込みになっていてセメントが浸潤する前処理不要のファイバーポストなど種類がさまざまあるので確認する。いずれの製品も表面のサンドブラスト処理は行わない。

(3) 歯質側接着面の処理

使用する接着性レジンセメントやコア用レジンに適した表面処理を行う。表面処理用のプライマー類は、光重合を必要としない化学重合主体のもので、液だまりが残留しないように留意する。

(4) ポスト孔内面の処理

ポスト孔は細長いため、通常の水洗、乾燥では

十分な接着強さが得られない。ポスト形成時の切削片を根管ブラシ（アイデントブラシなど）などを使用して除去後、EDTA で化学的に汚染を除去し、さらに十分に乾燥させることが必須である。ポスト植立後に既製の築造用キャップなどを利用してコア用の CR レジンを築盛する。

築成に使用するビルドアップ用 CR は、純粋な光硬化型は築成には不向きであり、デュアルキュア型、またはケミカルキュア型の CR を使用することが推奨される。

（5）支台築造

レジンの硬化を確認後、支台歯形成の仕上げを行う。デュアルキュア型・ケミカルキュア型のレジンを使用した場合は、指定の硬化時間が経過した後に支台歯形成を開始する。

なお、通常は取扱い説明書に記載の硬化時間が経過しても重合率は80〜90%程度である。形成時の応力や振動により、接着が部分的に失われることが考えられるため、日を変えて最終形成をすることが望ましい。

［間接法のコアビルドアップ］

（1）印象採得

寒天・アルジネート連合印象法、親水性シリコーン印象材による連合印象法などにより、通法どおりに印象を採得する。ポストが細い場合は印象用の補強線を使用することで変形を防げる。

（2）技工操作

石膏の注入時に印象材のポストが変形しないよう注意して作業模型を製作する。模型窩洞内にレジン分離材を塗布する。ファイバー長の調整後、ファイバーポストにメーカー指示の前処理を行う。模型のポスト孔にポスト用レジンを填入、ファイバーポストを挿入し、既製の築造用キャップなどを利用してコア用レジンを築盛して余剰部分を除去後、十分に光照射する。

ポスト内にデュアルキュア型レジンを用いる場合は、重合した築造体を模型から取り出してさらに追加の光照射をするのが望ましい。

完成したコアのポスト部分の接着面を弱圧（0.1〜0.2MPa）でサンドブラスト処理する。一部ファイバーポストが露出している部分があるときは、その部分には噴射時間を短縮（1秒以内）する。口腔内に試適したのち、コア内面を KANATAクリーナー（クラレノリタケデンタル）やIvoclean（イボクラールビバデント）などの化学的清掃剤で洗浄して、水洗、乾燥を行う。その後、添付文書を確認して必要があればシラン処理を行う。

（3）ポスト孔の清掃仮封材

仮着材を除去した後（根管ブラシなど）に、機械的清掃を行う。

その後、EDTA（キレート剤）を作用させた後に、ペーパーポイントなどで吸水させ、無水エタノールで塗布乾燥を行う。

（4）接着

化学重合型またはデュアルキュア型の接着性レジンセメントあるいはコア用レジン（支台築造用CR、支台築造用複合型レジン）にて接着する。

（5）注意点

- **ポストの適切な選択**：ポストの本数を過剰に使用すると、歯根の破折リスクが高まる可能性がある。適切な長さと太さのポストを選択し、歯の状態に合わせた設計を行うことが重要。

- **歯質の保存**：可能なかぎり残存歯質を保存し、補強することが長期的な成功に繋がる。とくにフェルールの部分をコアの一部にすることで強度が増す。

- ファイバーポストを入れるかどうかは状況により判断されるが、フェルールの残存壁数による分類からクラス分けとファイバーポストの必要の有無を示す報告がある。それによると、高さと厚みがそれぞれ 2 ㎜、1 ㎜以上ある場合、4〜2 壁残存しているケースではファイバーポストを必要とせず、根管孔の最小限の拡大のみでCR コアにすることが推奨されるとしている。残存しているフェルールが 1 壁または根面形成

Class	残存壁数	部位	Post	Core	Restoration
Class 1	4壁	前歯部 臼歯部	なし	CR	Every
Class 2	3壁				
Class 3	2壁				
Class 4	1壁	前歯部	ファイバーポスト	CR	Crown
		臼歯部	ファイバーポスト or メタルポスト	CR or メタル	Onlay or Crown
Class 5	0壁	前歯部 臼歯部	ファイバーポスト or メタルポスト	CR or メタル	Crown

フェルールの 高さは2mm以上
　　　　　　厚さは1mm以上
単独歯修復

坪田有史：オールセラミック修復 成功するためのストラテジー. 医歯薬出版, 2014. より引用改変

図❺ 坪田有史先生が示されたファイバーポストの適用基準から、フェルールの残存壁数によって、適用すべきかどうか判断できる。ファイバーポストを設置するということは、CRコアを補強できる反面、接着のリスク要素が1つ増えるとも考えられるため、フェルールが多く残存する場合では、残存歯質をコアの構造の一部とすることで、効果的なコアビルドアップが可能となることが示唆される

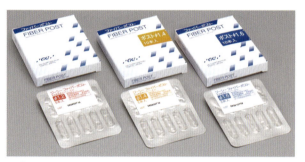

図❻ ファイバーポスト（ジーシー）。ファイバーポストNや、MIコア ファイバーポストなどの商品が提供されている

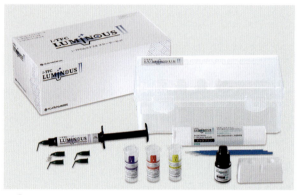

図❼ i-TFCルミナスⅡ スターターセット（サンメディカル）。汎用のピーソーリーマの番号に合わせたファイバーポストが提供されており、ポスト孔とポストの適合性が高い。また、スーパーボンドEXは4-METAとTBBレジンの組み合わせで、水分存在下でも強力な接着が可能であるため、根管内象牙質にも良好な接着が果たせる。コアビルドアップ用レジンは色調がきれいで、粘稠度も扱いやすく、システムとして使いやすい

されている場合には、適切な長さと径のファイバーポストを選択して適用し、臼歯部では接着する前提でメタルコアの適用も推奨されている（図5）。

(6) 健康保険適用の主要なファイバーポストマテリアル

- ファイバーポスト、ファイバーポストN（ジーシー）
- MIコア ファイバーポスト（ジーシー）
- i-TFCルミナスⅡ シリーズ（サンメディカル）
- Kuraray Noritake ファイバーコアシステム（クラレノリタケデンタル）
- ファイバークリア ポスト4X・テーパータイプ（ペントロン ジャパン）
- ホワイトポスト（デントレード）
- ビューティコア ファイバーポスト（松風）
- トクヤマFRポスト（トクヤマデンタル）
- グラシスアドバンス（Ciメディカル）
- リライエックス ファイバーポスト（スリーエムジャパン）

ジーシーファイバーコアポスト（ジーシー）

このシステムは、ファイバーレジンポストを使用した築造が可能で、歯質と似た弾性をもつため、歯根破折のリスクを軽減する。光透過性も高く、

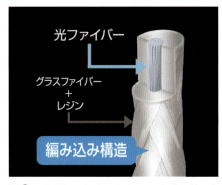

図❽ i-TFCルミナスⅡのファイバーポスト。光重合が届きやすい光ファイバーを中心に、グラスファイバーとレジンが編み込み構造になっており、シラン処理をしなくてもコア用レジンが染み込んで強い接着を果たすように工夫されている

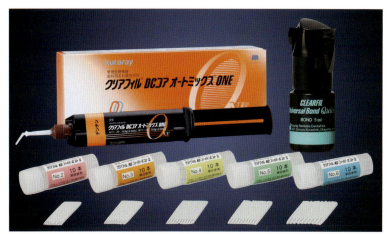

図❾ Kuraray Noritakeのファイバーコアシステム。i-TFCルミナスⅡと同じく、汎用のピーソーリーマと同じ番号で用意されたファイバーポストを選択することで、適合性を高くできる。また、先端にくびれが作られていることで、セメントに対してアンダーカットとして機能することでファイバーポストだけ抜けるような脱離を防止する。一方、ユニバーサルボンド・クィックはユニバーサルタイプのセルフエッチングアドヒーシブで、光重合を必要とするが、最初の照射が届きにくくても、ファイバーポストを通して届く追加光で重合できる。DCコアは圧縮強度が高く、ファイバーポストを入れないケースでも十分な強度を発揮できる

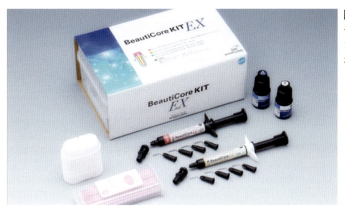

図❿ ビューティコア キットEX（松風）。光を透過しやすく、強度の高いビルドアップセメントを採用している。また、予後の経過観察に適したX線造影性を有している。ポストは4種類の径が提供されている

審美的な補綴が求められる前歯部にも適する（図6）。

i-TFCルミナスⅡシリーズ（サンメディカル）

ファイバーポストとCRコアビルドアップ用レジンを組み合わせたコアビルドアップに使用されるシステムである（図7）。ファイバーが編み込みになっていて（図8）、シラン処理をしなくてもファイバーとCRコアビルドアップレジンとの接着力が高く、長期的な耐久性が期待できる。

汎用のピーソーリーマのサイズ番号とファイバーポストの番号が適合するようになっており、適合精度の高いポスト設置が可能である。

プライマーのルミナスボンドは、根管内象牙質に強固に接着することで知られている4-META TBBが採用され、水分含有量の多い根管内象牙質に持続的に強い接着を得ることができる。

Kuraray Noritakeファイバーコアシステム（クラレノリタケデンタル）

ファイバーポストのサイズを汎用のピーソーリーマの番号に合わせてあり、ピーソーリーマで拡大形成したホールサイズに高い精度で適合するように設定されている。同社のDCコアシステムとの併用で、ユニバーサルボンドQuick ERによる象牙質への強い接着が期待できる（図9）。

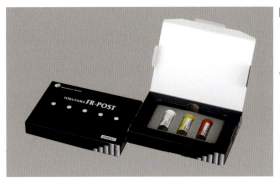

図⓫ トクヤマ FR ポスト（トクヤマデンタル）。緻密なグラスファイバーがマトリックスレジンで強固に束ねられており、高強度（曲げ強さ：1,122 MPa）でともにしなやかな物性（弾性係数：32.7 GPa）をもつ（φ1.4mmのトクヤマ FR ポストの場合）

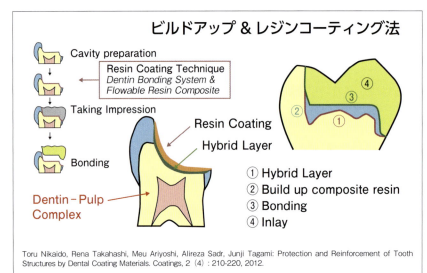

図⓬ 二階堂 徹先生の研究では、樹脂コーティング技術によって、象牙質表面にハイブリッド層と密閉フィルム構造が生成されて、象牙質－歯髄複合体が保護され、間接修復用の CR レジンセメントの象牙質接着を改善し、辺縁の完全性を高めるのに有益であることが示された。
CAD/CAM 冠や CAD/CAM インレーの形成前後に必要に応じて、形成により露出した象牙質の表面をレジンコーティング（デンティンシーリング）することの重要性が示唆された

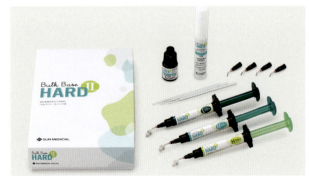

図⓭ う蝕除去ののち、残存歯質に大きな欠損が生じた場合、象牙質と歯髄を守り、修復物の適合性と強度を高めるために、最終形成に先立ちデンティンシールと同時にビルドアップすることが推奨されるが、従来の機器機材では簡便にできなかった。当院ではサンメディカルのバルクベースハードⅡを使用し、効率よくビルドアップと同時のデンティンシールを行っている

ビューティコアキット EX（松風）

光を透過しやすく、強度の高い素材を採用している。また、予後の経過観察に適した X 線造影性を有しており、症例に合わせてポストは 4 種類の径から選択できる。接着システムと同梱され操作が簡便である（図10）。

トクヤマ FR ポスト（トクヤマデンタル）

高強度なファイバーを使用し、歯根破折のリスクを低減できるように工夫されている。
レジンとの相性がよく、強固な接着性をもつため、安定した修復物の築造が可能である（図11）。

生活歯へのデンティンシールとビルドアップ

生活歯への補綴処置や修復処置の前に、デンティンシーリング（切削象牙質の表面に露出した管間象牙質とコラーゲン線維や象牙細管をレジ

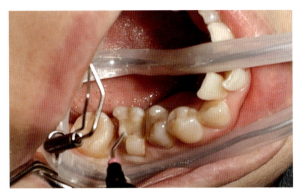

図⓮ 象牙質面にバルクベースライナーⅡ「ライナーリキッド」を「ブースターブラシ」を用いて塗布し、すぐに乾燥させ、5秒間光重合を行う。最初にバルクベースハードⅡのHighフローで象牙質面全体にペーストを薄く塗布するように盛り、エキスプローラーで象牙質表面を擦るようにして気泡が生じないようにする。その後、立体的に盛り上げる必要がある場合には、MidiumフローやLowフローを使ってシリンジから直接的に盛り上げると、効率よくビルドアップを完了できる

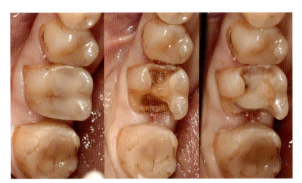

図⓯ 6|のCR充填後の二次う蝕に対して、CRとう蝕の除去を行い、バルクベースハードⅡでビルドアップを完了させた。従前はトッフルマイヤーのマトリックスバンドを巻き、いずれ形成して切削する部分も盛り上げていたが、バルクベースハードⅡを使うことにより、必要な部分だけを効率的にビルドアップできるようになった。バルクベースハードⅡは名前のとおり、CRを4mmの厚みまで一括（バルク）に重合でき、従来の積層して重合する煩雑性がなくなった

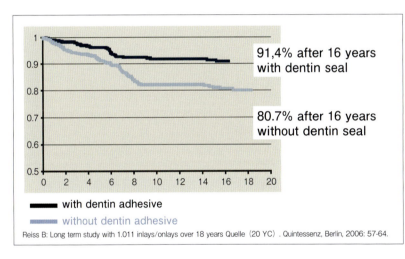

図⓰ ISCD (International Society of Computerized Dentistry) のReiss先生が30年の臨床経験を活かした「Ceramic Success Analysis」からの引用では、デンティンシーリングをした歯牙としなかった歯牙の生存率の比較を報告している。16年間の調査では、デンティン・アドヒーシブ（シーリング）をしたほうが10％生存率が高いことが報告されている

ンコーティングによってシールすること）と同時にレジンビルドアップを行うことは、歯質の保護や長期的な接着の成功に寄与するために有効である（図12）[2]。

従来、デンティンシールと同時のビルドアップを行う場合、縁下マージンやスライスカット、う蝕による実質欠損を、マトリックスバンドを設置してフルアナトミカルにビルドアップをしていた。保険治療の流れのなかでは迅速で確実な方法が求められることと思われるが、器材の進化から、近年では必要な部分だけのビルドアップができるようになり利便性が高まった。

サンメディカルのバルクベースハードⅡ（図13）は、ビルドアップレジンのフローのタイプが、Highフロー、Mediumフロー、Lowフローの3種類あり、はじめに象牙質への濡れがよいHighフローで露出象牙質面に気泡なく刷り込むように擦り付けてデンティンシーリングを行い、その後に状況に応じてMediumまたはLowフローのビルドアップレジンで部分的に築成していくことが

でき、効率的にビルドアップできるようになった（図14、15）。

CAD/CAM冠やCAD/CAMインレー、PEEK冠などで、大きい実質欠損があるケースでは、形成前のレジンコーティングと同時のビルドアップを簡便に行えるので推奨できる。

デンティンシーリングの意義

歯髄の保護

象牙質が露出したままだと、歯髄が外部刺激にさらされ、歯髄炎や知覚過敏を引き起こすリスクがある。デンティンシーリングはこれを防ぐ（図16）。

接着強度の向上

象牙質は湿潤状態にあり、そのままでは接着が不安定になるため、デンティンシーリングを行うことで表面が安定し、接着強度が向上する。

レジンビルドアップの意義

歯の形態と構造の補強

歯質の欠損が大きい場合、補綴物を装着する前にレジンで歯の形態を補強することで、支台としての歯の安定性が向上し、長期的な安定性が得られる。

審美性の向上

前歯部のように審美性が重視される場合、レジンビルドアップで最初に形態を整えることにより、最終的な補綴物や修復物の仕上がりが向上する。

歯質の保存

歯を無理に大きく削らずに、レジンビルドアップを行うことで、歯質の保存が可能になり最小限の削除で済むため、長期的な安定性が得られる。

デンティンシーリングとレジンビルドアップを同時に行う意義

接着効果の最適化

デンティンシーリングによって象牙質を保護しつつ、レジンビルドアップを同時に行うことで、レジンの接着がより安定する。とくに、湿潤環境下の象牙質に対してシーリングを行うことで、接着性を高めることができる。

歯質の最大限の保存

レジンビルドアップは、削除量を最小限に抑えつつ、デンティンシーリングで歯質を保護するため、将来的に歯髄や象牙質にトラブルが起こるリスクを低減できる。

長期的な補綴・修復の成功率向上

デンティンシーリングとレジンビルドアップを同時に行うことで、治療後の合併症（知覚過敏、二次う蝕など）を防ぎ、補綴物や修復物の長期的な成功率が向上する。

CAD/CAMインレーの象牙質レジンコーティング法による象牙質/歯髄の保護

窩洞形成からインレー装着までの間、形成面の汚染防止、歯髄保護、接着性レジンセメントとの接着性向上を目的としたレジンコーティング法も推奨される。

2019年12月に生活歯の歯冠形成（生PZ）に対するレジンコーティング法が保険収載された。しかし、CAD/CAMインレーの窩洞形成に対するレジンコーティング法は、現時点（2024年9月30日）においては保険収載されていない。

【参考文献】

1) Gomes GM, Rezende EC, Gomes OM, Gomes JC, Loguercio AD, Reis A: Influence of the Resin Cement Thickness on Bond Strength and Gap Formation of Fiber Posts Bonded to Root Dentin. J Adhes Dent, 16 (1) : 71-8, 2014.

2) Toru Nikaido, Rena Takahashi, Meu Ariyoshi, Alireza Sadr, Junji Tagami: Protection and Reinforcement of Tooth Structures by Dental Coating Materials. Coatings, 2 (4) : 210-220, 2012.

2章　臨床の実際 ～診査・診断から接着まで

形成

　日本補綴歯科学会のガイドラインに準拠して、CAD/CAMオールセラミック修復の形成プロトコールなども考慮し、マテリアルの特性と光学スキャニングの特性、デジタル加工の特性に合わせた形成方法を行う。

　軸壁は、接着性修復物であることから鋳造歯冠修復などのようなリテンションをつける必要はないが、接着が困難なマテリアルであることを踏まえて、適度なリテンションをつけるほうがよい。しかし、リテンションのために軸壁の角度を立ち上げすぎると、マージンの適合性が悪くなることが報告されている[1]。

　これは軸壁が立ち上がりすぎると、光学計測の光が軸壁に大きい角度で当たり、正確な反射光を得られないことに起因すると思われる（**図1**）。

　最近のモデルスキャナーは、ジョー・スキャン（全顎のスキャン）に合わせて、ダイ・スキャン（分割復位に製作されたダイ模型）を斜めからの光でスキャンすることで正確に測定できるようになっているが、軸壁には過度にリテンションをつけずに、片面6°ずつにしてTOC（Total Occlusal Convergence）を12°程度にすることが望ましいと考えられる。

　マージンの角度については、バットジョイントになるほうが精度を高くできるという報告があり、ナイフエッジやライトシャンファーは適さない（**図2**）[2,3]。

　バットジョイントでも、ステップショルダーで

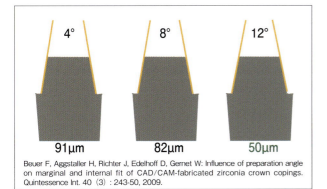

Beuer F, Aggstaller H, Richter J, Edelhoff D, Gernet W: Influence of preparation angle on marginal and internal fit of CAD/CAM-fabricated zirconia crown copings. Quintessence Int. 40（3）: 243-50, 2009.

図❶　ジルコニアコーピングの適合性についての研究（2009年）。当時はモデルスキャナーの照射方向が直上か、やや角度がついたものが多く、軸壁が立ち上がった状況では、正確な光の反射が得られないことが原因と考えられる。現在のモデルスキャナーは多角方向からの撮影とソフトの進化により、形状の測定としては軸壁の角度に関係なく光学計測が可能である。ただし、口腔内スキャナーでは計測光の角度は制限されるため、軸壁が立ち上がった形状では、精度が出にくいことが示唆される

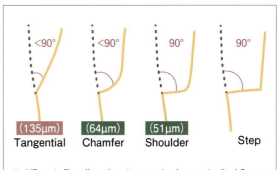

Lin MT et al.: The effect of tooth preparation form on the fit of Procera copings. Int J Prosthodont, 11（6）: 580-90, 1998.

図❷　マージンの角度、適合精度に与える影響については、マテリアルの物性に左右される部分もあるが、CAD/CAMの加工（ミリング）特性として、バットジョイントのほうが適合精度が高い。脆弱なグラスセラミックやシンタリング前のジルコニア・グリーンボディーのブロック等では、ナイフエッジ状のマージンだとミリング中にチッピングすることが知られている。そのため、必ずバットジョイントのマージンにする

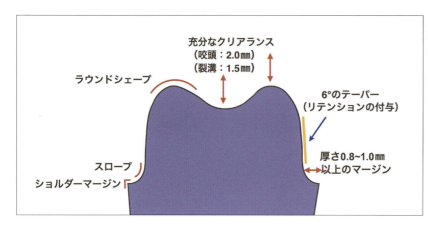

図❸ 臼歯部 CAD/CAM 冠の形成では、咬合面の十分なクリアランス、厚さ 0.8mm以上のスロープド・ラウンデッド・ショルダーのマージン、歯頸部付近に6°のリテンションをもつ軸壁、尖った面角がないラウンドシェープが求められる

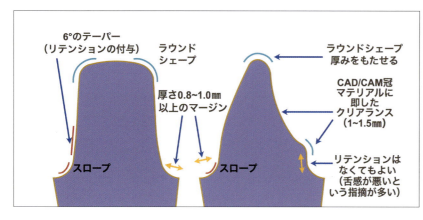

図❹ 前歯部の CAD/CAM 冠の形成は臼歯部に準じるが、とくに切縁の幅が薄く尖っていると、ミリングマシンが削りきれずに削り残し（ミリングロスト）を生じて不適合を生じやすいので注意する。また、舌側の基底結節付近は、メタルボンドの形成のようにリテンションをつけると、デザイン的に厚みをとるようになることで、舌感が悪いという愁訴が多くなる。しかし、それを削って修正すると薄くなり、破折の原因になるので、厚みをとるように注意が必要である

深い面角をもつような形成も、光学測定に向かないので、軸壁への移行部分にスロープを付けた「スロープド・ラウンデッド・ショルダー」がよいと考えられる。

CAD/CAM 冠の形成（CAD/CAM 冠用材料[I～IV]）

適切なクリアランス、滑沢かつ単純な形態、丸みをもたせた凸隅角部（面角）、円滑で明確な辺縁形態とフィニッシュラインを付与する。

（1）咬合面

- 約1.5mmのガイドグルーブを付与してクリアランスへの目安にする。
- 頬側、舌側内斜面ともに、咬頭傾斜に沿ってガイドグルーブが平らになるように切削し、なめらかな逆屋根形状にする。クリアランスは咬頭で2.0mm以上、裂溝部分でも1.5mm以上にする。
- 機能咬頭にはファンクショナルカスプベベルを付与して、偏心時の咬合応力に対応できるような厚みをもたせる（図3）。

（2）唇側面または頬側面・舌側面

- 臼歯部上顎では舌側面、下顎では頬側面においては、歯冠側と歯頸側それぞれに咬合面と同様1.0mm弱のガイドグルーブを付与して、2面形成にする。
- 前歯部では、切縁に内側傾斜をつけ削除量を十分にとり、審美性への配慮として唇側は3面形成を推奨する。切縁が鋭利になるとミリングマシンの切削バーが、求められるミリングパスどおりに入り込めないため、ミリングロスト（削り残し）を生じて適合が阻害されることが報告されている。そのため、切縁の厚みを十分に獲得するように注意する（図4、5）。
- 軸面テーパーは前歯部でも片面6～10°の範囲に収める。
- 舌側も頬側と同様に形成する。
- 前歯部の舌側は、リテンションをつけるように

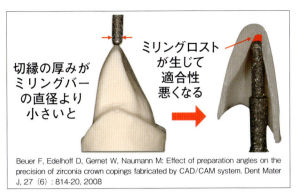

図❺　切縁の厚みとミリングバーとの関係

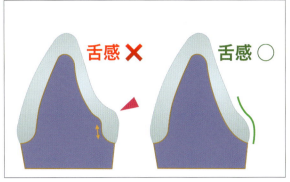

図❻　図4でも記載したように基底結節付近のクリアランスを十分にとり、舌感のよい外形デザインに留意する

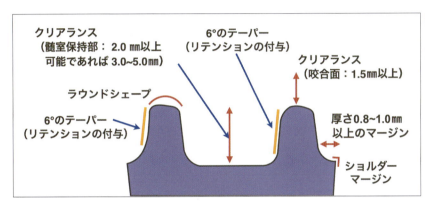

図❼　エンドクラウンは髄室内に維持を求める方法で、適合精度に影響するのは残存壁の立ち上がり部分のラウンドシェープで、とくに髄室を掘り下げるときに咬合面との面角を尖らせないように注意する。髄室は十分な深さが重要で2mm以上は必要である。また、マージン周囲には少しでもよいのでリテンションを作ることが重要である

削除すると基底結節部分が立ち上がり、セット後に舌感が悪いという愁訴が生じることが多い。無理に立ち上げずに十分なクリアランスを取り、中心咬合位の荷重に耐える厚みをもたせつつ、舌感に配慮できるようにする（図6）。

（3）隣接面

- 隣接歯を傷つけないことが重要であり、隣接面に歯質が一層残るように軽くバーを通すイメージで形成する。必要であれば金属製のマトリックスバンドなどで保護する。
- 隣接面では唇側・頬側よりも歯間乳頭に切縁方向にスキャロップ形状があるので、それを崩さないような曲面的なマージンに仕上げる。
- 両隣接面の軸壁のテーパーも、片面6〜10°の範囲に収める。

（4）辺縁部

- 概形形成ができたら、続けて支台歯全周の辺縁形態をスロープド・ラウンデッド・ショルダーまたはディープシャンファーに修正する。この根尖方向に削り込む際にジャンプマージンを生じないように注意を要する。
- フィニッシュラインが鋸歯状とならないよう、とくに滑らかに仕上げることが大切である。
- 舌側面も頬側面と同様に修正する。
- マージンの厚さは約1.0mm以上にする。

（5）隅角部

- 咬合面〜軸面部、切縁・舌面〜軸面部に鋭利な部分がないよう丸みを帯びた形状にする。

（6）削除量の確認

- あらかじめ製作したシリコンインデックスなどで削除量を確認する。

エンドクラウン（CAD/CAM冠用材料Ⅲ）の形成

支台歯形成

適切なクリアランス、咬合平面に平行、歯肉縁上、髄床底に触れない、アンダーカットがないこ

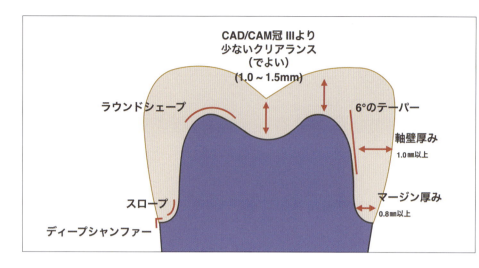

図❽　PEEK冠はCAD/CAM冠の大臼歯と同じコンセプトで形成する。咬合面のクリアランスや、軸壁部分の厚みは、CAD/CAM冠よりは緩和されるが、メタルクラウン並みに薄くすると、ミリング時のドリルの切削圧力により、歪んで正しく削り切れずに非適合を生じることもある。そのため、スプルーが付く部分には、厚みを十分に取るようにする

となどが求められる（図7）。

(1) 咬合面
- 咬合平面と平行にする。
- クリアランスは1.5mm以上にする。

(2) 咬合面以外
- 歯肉縁上にマージンが設定できること。
- 全周90°のバットジョイントマージンとする。
- 辺縁に歯肉縁上エナメル質を可及的に残存させる。
- 辺縁から髄腔壁移行部は可及的に滑らかな形態とする（ここがポイント！）。
- 髄室保持部の長さは少なくとも2.0mm以上、可能であれば3.0〜5.0mmを確保する。
- 髄腔壁の軸面テーパー角度は片面約6°（両面で12°）とする。
- 根管口部に空隙を生じさせずに髄床底部は可及的に平坦化させる。

（YAMAKIN社［編］：歯科用デジタルハンドブック エンドクラウンの保険適用より引用改変）

PEEK冠（CAD/CAM冠用材料V）の形成

PEEK冠は強靱な物性をもつことから、金属修復と同じような形成デザインをイメージするかもしれないが、CAD/CAMの成型方法に合わせたフォームと厚みが必要になる。

厚みが薄い場合は、ミリング時にバーの切削圧力によりスプルーの付け根の軸壁部分でたわみが起こり、加工パスどおりに削れない部分が生じる可能性を否定できない。

スプルーの数を増やしたり、隅角部にポジショニングするなどの工夫で、これらの懸念を回避できると思われるが、強靱ながら柔軟であるという特性を踏まえ、厚みをとる形成に留意する（図8）。

支台歯形成

適切なクリアランス、滑沢かつ単純な形態、丸みをもたせた凸隅角部、円滑で明確な辺縁形態とフィニッシュラインが求められる。

(1) 咬合面
- 約1.0mmのガイドグルーブを付与する。
- 頬側、舌側内斜面ともに、咬頭傾斜に沿ってガイドグルーブが平らになるように切削し、なめらかな逆屋根形状にする。
- クリアランス（マージン厚み）は、1.0〜1.5mm以上にする。

(2) 唇側面または頬側面・舌側面
- 頬側面は咬頭側と歯頸側それぞれに咬合面と同様1.0mmの厚みを取り、2面形成する。
- 軸面テーパーは片面6〜10°の範囲に収める。
- 舌側も頬側と同様に形成する。

(3) 隣接面
- 隣接歯を傷つけないことが重要である。隣接面

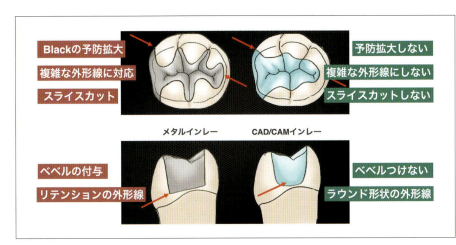

図❾ メタルインレーとCAD/CAMインレーの形成の外形線は、まったく異なることがわかる。スリップジョイントではなく、バットジョイントにすること。予防拡大に付帯する鳩尾形や細い溝、隣接面のスライスカットなどは、CAD/CAMインレーでは絶対にしてはならない。う蝕による欠損が大きく、理想的な外形線が設定できなければ、デンティンシールと同時のビルドアップを行い、その後に適正な外形線を付与することを心がける

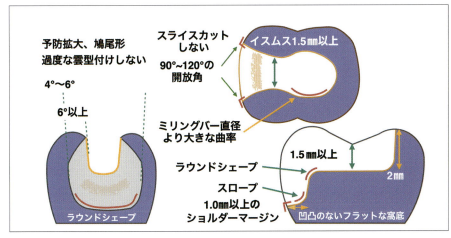

図❿ CAD/CAMインレーの形成を示す。クリアランスは窩洞壁で2mm、フィッシャー部で1.5mm、外形線のイスムス（狭窄部）は1.5mm以上、隣接面の開放角は90〜120°とし、隣接面のマージンは縁上、または歯肉縁で厚みは1.0mm以上のスロープド・ラウンデッド・ショルダーとする。外形線形状は、使用するミリングバーの直径よりも大きな径を描くようにラウンドシェープにする。隣接面のボックス形状はラウンド形状にするなど配慮する

に歯質が一層残るように軽くバーを通すイメージで形成する。
● 両隣接面のテーパーも片面6〜10°の範囲に収める。

（4）辺縁部
● 概形成ができたら、続けて支台歯全周の辺縁形態をスロープを付与したスロープド・ラウンデッド・ショルダー（ディープシャンファー）に修正する。
● フィニッシュラインが鋸歯状とならないよう、とくに滑らかに仕上げることが必要で、可能であれば、超音波切削器具を使って仕上げを行う。これにより、格段に滑らかなラインを得ることができる。
● 舌側面も頬側面と同様に修正する。
● クリアランスは、辺縁部で約0.8mm以上にする。

（5）隅角部
● 咬合面〜軸面部、切縁・舌面〜軸面部に鋭利な部分がないように丸みを帯びた形状にする。

（6）削除量の確認
● あらかじめ製作したシリコンインデックスなどで削除量を確認する。

CAD/CAMインレー（CAD/CAM冠用材料Ⅰ，Ⅱ，Ⅳ）の形成

CAD/CAMインレーの窩洞形成
【重要ポイント】
　予防拡大はしない、複雑な外形線にしない、窩洞内の線角や点角はすべて丸める。メタルインレーとはまったく違う形成外形線に留意する（図9）。
〔適切な窩洞形成〕
● 窩洞のイスムス（狭窄部）は、垂直・水平的に1.5mm以上を確保する。

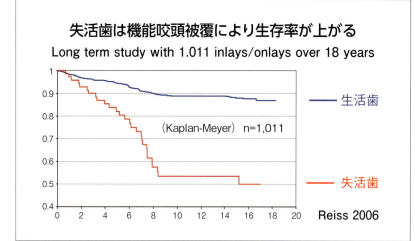

図⓫ 失活歯の生存率は、生活歯に比較すると18年間で半分になると報告されている。これを回避するためには、機能咬頭被覆をすることが推奨されている。
そのため、失活歯はオンレーにならざるを得ず、保険のCAD/CAMインレーのプロトコールに適さないので、CAD/CAM冠にすることとなる

- 窩洞側壁に6°以上のテーパーを付与する。
- マージンは全周に渡りノンベベルのバットジョイントとする。
- 隣接面のボックス部の近遠心的な厚みを1.0〜1.5mm確保する。
- 隣接歯との間に十分なスペースを確保する（図10）。

失活歯のCAD/CAMインレーは、生活歯と同じ形成では生存率が下がることが報告されている（図11）。機能咬頭を被覆するようにアンレー形成を行うことで、生存率が上がる。推奨される形成のシェーマを示す（図12）。

なお、アンレーはCAD/CAMインレーの適用にならないので、失活歯は保険ではCAD/CAM冠にならざるを得ない。今後の適用が望まれる。

〔不適切な窩洞形成〕（図13、14）
- ジャンプマージンがある。
- ショルダーが深すぎる。
- マージンが対合歯および隣接歯と接触している。
- 窩壁に複雑に凹凸が残っている。
- スライスカットやナイフエッジマージンがされている。
- アンダーカットがある。
- 明瞭な線角や点角が存在して尖っている。
- 隣接歯とのスペースがない部分がある。
- 頬側面溝の形成が狭い。
- 垂直的な高さが確保できていない。
- 窩洞にベベル（窩縁斜面）ができている。
- ボックス形成が直線的である。

【参考文献】
1）Beuer F, Aggstaller H, Richter J, Edelhoff D, Gernet W: Influence of preparation angle on marginal and internal fit of CAD/CAM-fabricated zirconia crown copings. Quintessence Int. 40（3）: 243-50, 2009.
2）Lin MT et al.: The effect of tooth preparation form on the fit of Procera copings. Int J Prosthodont, 11（6）: 580-90, 1998.
3）Beuer F, Edelhoff D, Gernet W, Naumann M: Effect of preparation angles on the precision of zirconia crown copings fabricated by CAD/CAM system. Dent Mater J, 27（6）: 814-20, 2008.

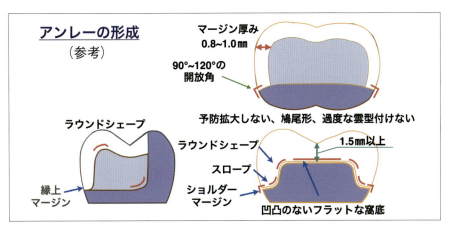

図⓬ 失活歯のインレーは、咬頭被覆（とくに機能咬頭）を行いアンレー形成をすると、セット後の歯質の破折を防ぐことが報告されている。咬合面のクリアランスや、マージン厚みなどはインレーに準じる（保険適用ではないので参考として記載する）

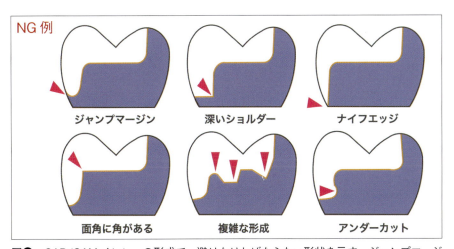

図⓭ CAD/CAMインレーの形成で、避けなければならない形状を示す。ジャンプマージンは光学計測の光が乱反射するため計測できない。深いショルダーも光学計測の光が奥で乱反射を起こすので、計測できない。ナイフエッジは適合性が悪くなることと、マテリアルによってはチッピングする。面角に角があると、ミリングロストを生じるので適合阻害を起こす。複雑な外形線や窩底の形状は同じくミリングロストにより、適合阻害となる。アンダーカットはミリングできても挿入ができなくなる

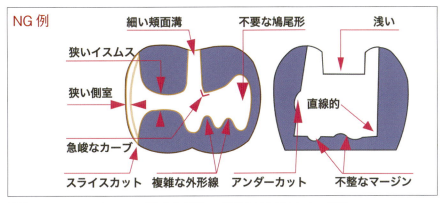

図⓮ CAD/CAMインレーで形成する際に、避けなければならない形態

5. 形成　59

2章　臨床の実際 ～診査・診断から接着まで

 印象・咬合採得・シェードテイキング・テンポラリー処置

▌印象・咬合採得

- 縁下マージンの場合は、歯肉圧排操作を確実に行い（エンドクラウンは除く）、フィニッシュラインを明示する。
- 寒天・アルジネート連合印象材またはシリコンラバー印象材を用いて印象採得する。シリコンラバー印象材を用いる場合は、レジンコーティング面の未重合層をアルコールワッテで払拭除去することが望ましい。
- シリコンオイルの付着による接着阻害の懸念があるため[1]、寒天・アルジネート連合印象のほうが、接着阻害要因の排除という観点からよいと思われる（図1、2）。
- 寒天・アルジネート連合印象は、時間が経つと水分の蒸散により寸法変化が進むので、湿度を保てるような容器で保管し、可及的すみやかに石膏を盛ることが推奨される。
- 状況に応じた咬合採得を実施する。通常はパラフィンワックスのマッシュバイトで咬合採得を行うことで足りるが、部分的に開口状態があるようなケースでも、シリコンマッシュバイトを使用せず、ワックスバイトを重ねて厚くして採得する。

口腔内光学印象装置の概要

［光学印象］

2024年6月より、CAD/CAMインレーの印象採得の方法として、口腔内光学印象装置（Intra-Oral Scanner：以下 IOS）を用いることが保険収載された。

IOSは1985年に市販が開始されたCERECシステムから進化を重ね、現在では多くのメーカーから従来法の印象に代替できる精度をもつIOSが提供されており、セラミック治療やインプラント治療の中心的な役割を担っている。

口腔内スキャナーのハードウェアは、スキャン精度や効率を向上させるために設計された複数の主要なコンポーネントで構成されている。以下に、一般的な構成要素を記す。

(1) スキャンユニット（スキャナーヘッド）

- カメラモジュール：口腔内の3D画像を撮影するための高精度カメラを搭載している。多くの場合、光のパターンを利用して表面の形状を捉

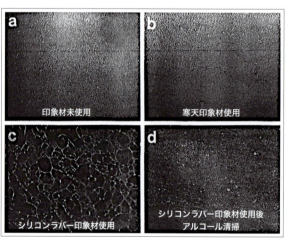

図❶　シリコンラバー印象材やフィットチェックが、形成面や修復物内面に付くと、シリコンオイル成分が付着して、油膜を除去するのが困難となる。汚染された部分をエタノールで払拭しても成分が残ることが報告されている

Tensile bond strengths of resin cement to resin-coated dentin(MPa)			
Surface treatment	Impression		
	None	Hydrocolloid	Silicone
Wipe	8.2 (1.0)	9.2 (2.6)	5.7 (1.9)
Non-wipe	8.2 (2.1)	8.2 (3.4)	3.9 (2.0)
imp/Wipe		7.2 (2.4)	7.0 (3.4)

(p<0.05)

図❷ シリコンオイルが付着した歯面に対して、アルコールで払拭しても接着力は5.7MPaに下がっている。払拭しない場合は3.9MPaまで下がる。印象を終えた後に払拭した場合でも7.0MPaなので、寒天・アルジネート連合印象のほうが接着力が出ることがわかる。光学印象であれば、このような汚染とは無縁である

える「スリット光投影」や、複数の角度から同時にスキャンする「マルチアングルカメラ」が使われる。

●光源：赤色レーザーや青色 LED などを光源とすることが多い。

(2) スキャナーヘッドの形状と操作ボタン

●エルゴノミックデザイン：ワンド（スキャナーヘッド）は、軽量で取り回しやすい形状が求められ、とくに歯科医師が長時間使用する場合の負担を軽減する。たとえば、Primescan、Medit i700、iTero や TRIOS などの最新モデルはペングリップ型で自然に操作できるように設計されている。また、口腔内の湿気で曇らないように接眼レンズを温めるヒーティング機能や、同じく曇り止めのためにレンズにエアを吹きつける送風機能をもつものもある。

●操作ボタン：ユーザーが片手で簡単にスキャンを開始・停止できるよう、ワンドに操作ボタンが設置される機種や自動で開始・停止ができる機種がある。

(3) デジタルプロセッシングユニット

●プロセッサ：スキャンデータをリアルタイムで処理して、3D モデルをレンダリングする。高性能のプロセッサが必要で、とくに最新モデルでは、アーティファクト（余分な画像やデータ）を除去して、必要なデータだけを本体の PC に送るために AI 技術が搭載されている機種もある。

(4) ディスプレイと操作インターフェース

●タッチスクリーンディスプレイ：リアルタイムでスキャン結果を表示し、すぐに確認できるようにするためのインターフェース。操作もタッチスクリーンで行い、直感的な操作が可能となる。

●ソフトウェアインターフェース：スキャナーのソフトウェアは、スキャンデータを解析し、補綴物のデザインに利用できる CAD/CAM ソフトウェアと連携する。

(5) 接続性とデータ管理

●USB や Wi-Fi 接続：スキャンデータは USB や Wi-Fi を通じて PC やタブレット、またルーターに直接接続し、データ転送が可能になった。また、クラウドベースのシステムを利用してデータを共有することも可能となった。

(6) 冷却・電源ユニット

●冷却システム：長時間の使用に耐えられるよう、スキャナーヘッドやプロセッサは冷却システムが装備されていて、過熱を防ぎ、安定した動作を維持できる。

●とくに冷却のための吸入口には埃が溜まりやすく、放置すると冷却性が落ちて CPU がダウンすることもあるので注意を要する。

●電源：一般的には AC 電源が使用されるが、一部のモデルでは本体にバッテリーを備えて、チェアー間の移動時にもワイヤレス運用が可能な機種もある。これらの構成要素が組み合わさり、口腔内スキャナーは高精度で効率的なスキャンが可能になった。また、ハードウェアの進化により、スキャナーの操作性やスキャン速度が向上し、歯科医療のデジタル化がさらに進展している。

(7) 導入費用の注意点

●関連費用：導入費用は機種選択の大きな要素となり得ると思われるが、費用にはスキャナー本体だけでなく、関連するソフトウェア、トレー

6. 印象・咬合採得・シェードテイキング・テンポラリー処置　61

撮影方法による精度の違い

	スキャン方法	正確性	連続性
1	頬側から咬合面と口蓋に移動	17.9 ± 16.4 μm	35.0 ± 51.1 μm
2	咬合面と口蓋側後頬側に移動	17.1 ± 13.7 μm	7.9 ± 5.6 μm
3	頬側、咬合面、口蓋側、咬合面と近心移動	26.8 ± 14.7 μm	8.5 ± 6.3 μm

Müller P, Ender A, Joda T, Katsoulis J: Impact of digital intraoral scan strategies on the impression accuracy using the TRIOS Pod scanner. Quintessence, 47 (4): 343-9, 2016.

図❸ 光学印象では、機種により計測方法や撮影手順に違いがあるが、多くの機種に共通して、咬合面と口蓋側・舌側面を撮影した後に頬側を撮影する方法が、正確性と連続性において優れていると報告されている

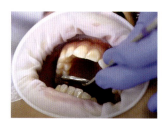

図❹ 正しい計測を行うには、歯面の乾燥と、チークリトラクションが重要である。光学印象に慣れるまでは、必ず機器の助けを得たほうがよい。オプトラゲート（イボクラールビバデント）は装着が簡単で、患者に負担を与えないチークリトラクターである

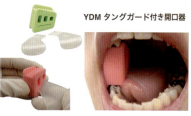

図❺ 舌圧が強い患者の場合、光学印象が困難になるため、YDM のタングガード付き開口器などを使うことも有効である

ニング、保守費用なども含まれることが多い。また、導入後に必要となるランニングコスト（保守契約、ソフトウェアの更新、クラウド利用料）も考慮する必要がある。

●**更新時期**：PC 関連の機器は 5～6 年で必ず陳腐化することを念頭におかなければならず、その期間に投資した分を回収して、収入をどのように得るのか、導入前に詳細なシミュレーションをすることが極めて重要である。

●**使用目的**：IOS で何をしていきたいのか？　保険診療以外に活用できるなら、その適応症はどのような展開になっているのか？　それを導入するには費用的に効果が高いのか？　などを検討しながら、クラウド運用の利便性と拡張性なども含めて考慮することが必要である。大きな判断材料としては、IOS とクラウド連携などのシステムが完成している機種を導入することを推奨したい。

口腔内光学印象の印象採得

[保険収載の IOS 機種]

保険収載された光学印象対応機種は、いまのところ以下の 4 種類に限定される。

◆ Primescan（デンツプライシロナ）
◆ TRIOS 3、4、5（3Shape）
◆ Medit i700/i500（Medit）
◆ iTero エレメント 5D（Align Technology）

（1）光学印象の精度の確保

光学印象をとる際には、歯面の乾燥状態が最も重要である。水分や唾液が残っていると計測光の散乱を起こし、印象の精度が低下するので、しっかりと乾燥させる。どの機種でも基本的には舌側の光学印象を最初に撮り、ついで咬合面と頬側面のデータを舌側面のデータに貼りつけていくことが高い精度を出すうえで推奨される。どのような場合でも、チークリトラクター（オプトラ・ゲート：イボクラールビバデント）などを設置して、余分な頬粘膜や口唇がなるべく写らないように配慮することで、アーティファクトの少ないデータを獲得できる（図3、4）。

舌側の撮影時には、ワンドの先端部分の背部で舌を排しながら撮影することで適切な撮影が可能である。極端に舌が肥大であったり、舌圧が強いケースでは、専用の器具（タングガード付き開口器：YDM）などを使うことも推奨される（図5）。

最新の IOS ではワンドの先に付けるディスポーザブルのスリーブが用意されているので、感染防止の観点から使用が望ましいと考えられる（図6）。

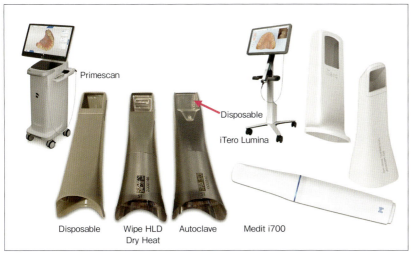

図❻　ポストコロナの影響もあり、光学印象のワンドの先に付ける、ディスポーザブルのスリーブはいまやマスト・アイテムであり、用意されているシステムの選択が重要である

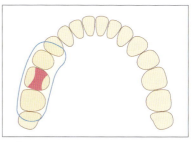

図❼　インレーの光学印象時にフルマウスの撮影をする必要はない。該当歯の近遠心の隣在歯が撮れていれば十分であり、対合歯も同じく該当歯と咬合する歯牙と、その近遠心の隣在歯が撮れていればよい。バッカルショットで咬合を登録する場合は、該当歯と対合歯、バッカルショット含めて、歯肉縁より5mm程度の歯肉が撮影されていると、マッチングしやすくなる

　CAD/CAMインレーは通常、多数歯にわたって行う処置ではない。撮影部位は該当部位の近遠心の歯牙の範囲で十分であり、全顎や片顎すべてを撮影することは、いたずらにデータを大きくしてしまい、CADの編集にも悪影響を与えることに繋がる。対合歯や咬合採得のためのバッカルショット含めて最小限の撮影を心がけて、なるべくデータをコンパクトにすると、画像のスティッチング（重ね合わせ）を少なくでき、3Dモデルの歪みを最小限に抑えられる（図7）。

　機種にもよるが、対合歯や近遠心の歯牙のデータは、該当歯ほどの精度を必要としないので、おおまかに撮影できればよい。ただし、隣接歯のコンタクト部位や、バッカルショットでマッチングを要する頬側面は鮮明に撮れているほうがよい。

　また機種によるが、頬側面では歯牙のみではなく、歯肉部分を5mm程度撮影することで、マッチング精度が向上することが知られている。

　該当歯の撮影は、マージン全周および窩洞の内面を確実に撮ることが必要である。撮影時のモーション（動かし方）として、該当歯の窩洞にカメラを遠近させると、ピントを合わせる操作が行われ、さらに精度を高めることができる。

（2）IOSの光学計測方式による撮影法

　印象をとった後、データに欠損やアーティファクトがないか、とくにインレーの隣接面の開放角部分の窩壁などの状況を確認する。

　隣接面のコンタクト部分やマージン部分をしっかりとスキャンできているかを確認するには、以下のように、カメラごとの光学計測の特性に留意することが重要である。

トライアンギュレーション（三角測量）方式のカメラを持つシステム（Meditなど）

　狭い部分では光学計測で影になる部分が生じてデータを取得できないので、さまざまな角度から撮影することがポイントになる（図8）。

コンフォーカル（共焦点）方式のカメラ（Trios、iTeroなど）

　焦点のあった部位のみが計測されるという特徴をもつため、カメラが焦点を合わせる時間を得るためにゆっくりとカメラを動かすことに留意する（図9）。

Primescan

　高頻度コントラスト・アナライシスという、物体の色のコントラストからステレオ立体構築という手法で3Dデータを構築する。被写体との距離

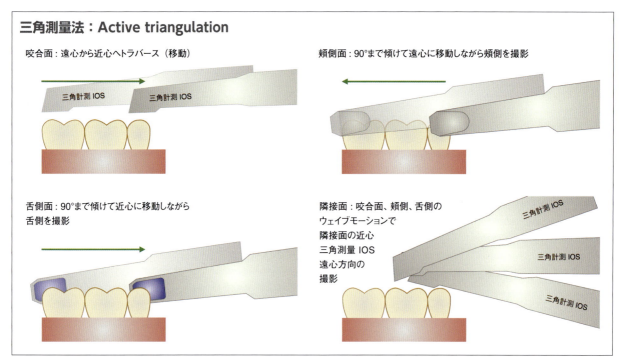

図❽　三角測量方式のカメラでは、照射光と反射光の角度の差から立体を計算で求める方式で、狭い部分（隣接面など）ではカメラのアングルをさまざまに変えてデータを得る必要がある。咬合面を撮影した後に、舌側面、頬側面をそれぞれ近遠心に動かして撮影したのちに、該当歯の近遠心に傾けたアングルで撮影するようにする。たくさんのショットを撮影すると、ソフトウェアのマッチング能力に依存するため、精度が若干低くなる

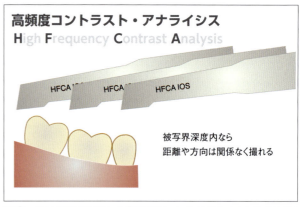

図❾　共焦点法のカメラでは、ピンホールを通した光が結焦した時点で計測されるため、被写体とカメラの距離を一定にすること。距離を一定に保ちつつ、ゆっくりと撮影していく

図❿　2019年に登場した「高頻度コントラスト・アナライシス」は撮影したコントラストの差により立体を認識する方式で、撮影できたものはすべて計測されるため精度が高い

は被写界深度（20㎜）を越えなければ距離や方向に関係なく撮影できる（**図10**）。

　どの機種も、モニターに見える画面は、計測と同時に撮影されるカラー写真を重ね合わせたヒューマン・インター・フェイス上の、「3Dに見える絵」である。写っているからといって、完全に計測できている訳ではない。Meditなどでは計測で

きていない部分を緑色で表示できる。また、iTeroでも赤く表示され、Primescanでは透明に抜けた状態になり、データが撮れていない部分を確認することができる。

　とくに歯肉縁下部は印象をとりにくい箇所であるため、ビルドアップによる縁上マージン設定や、圧排コードによる縁下マージンの明示、収斂作用

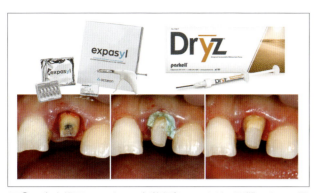

図⓫ 歯肉縁下マージンの光学印象はいまだに困難である。通法どおり圧排操作を行っても深いマージンでは影になって、撮影が難しいことが多い。プロビジョナルクラウンで歯肉をコントロールすることが最もよい方法であると考えられるが、やむなく急いで撮影したい場合は、収斂剤を含む薬剤を使うことでマージンを露呈できる

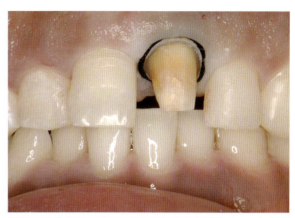

図⓬ 圧排を行ってコードを入れたまま撮影することも可能である。コードは赤色や紫色では光学特性から難しいので、青色や黒色のコードが望ましい

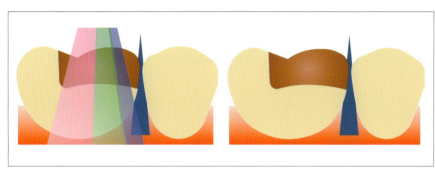

図⓭ チューリッヒ大学のCERECコースでは、インレーの印象時に、ウェッジで歯間離開を行った状態で撮影する。CADデザインでコンタクト強度をゼロ設定にして、ミリングまで完成させ、セット時に同じくウェッジを入れて歯間離開をした状態で試適を行い、接着時もストリップスを入れた状態でウェッジを挿入し、歯間離開した状態で接着操作を行うように、指導されている。この方法ならば、ウェッジで離開した分だけコンタクト強度が得られる

のある薬剤（ezpasylやDryzなど）の使用などにより、光学計測をしやすくする（図11、12）。

光学印象での製作では、技工から仕上がってくるインレー修復物に模型がなく、隣接面コンタクトを口腔外で事前に確認できない。そのため、口腔内での調整を余儀なくされるが、口腔内での確認と調整は困難なことが多い。

この問題について、チューリッヒ大学のCERECコースでは、縁上または歯肉縁マージンの場合に、隣在歯との間にウェッジを挿入して歯間離開を行い、その状態で光学印象を撮影する方法が推奨されている（図13）。これにより、歯間が拡大された状態で3Dモデルが生成され、CADデザインでコンタクト強度をゼロに設定することで、適切なコンタクト強度を設定できる（歯間離開分のコンタクト強度を得られる）。

試適の段階で、印象時と同じようにウェッジを用いて歯間離開をしたうえで、インレー体を正確なポジションに試適でき、接着時にも歯間離開をすることにより、またさらに事前にストリップスを設置しておくことで、接着時のセメントのオーバーフローによる歯間空隙のアンダーカットへの侵入を防ぎ、適切な接着操作を完結することが可能になる。

2～3歯を連続でCAD/CAMインレー修復をするケースも、臨床の場面ではあると思われる（図14）。そのようなケースにおいては、筆者の医院では、IOSのデータからデジタルモデルを製作して、隣接面や咬合面コンタクトを、事前に口腔外で調整できるようにしている。デジタルモデルは

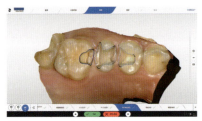

図⓮ 6̄5̄4̄|の連続歯のCAD/CAMインレーの光学印象を行った

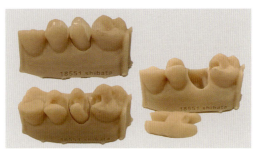

図⓯ 光学印象で完成するインレーは、実際のところ非常にサイズが小さく、口腔内でのコンタクトの調整は至難の業である。当院では連続歯の場合では、3Dプリンターでリアルサイズのデジタル模型をプリントして、この模型上でコンタクトの最終調整をした後に、口腔内試適を行うようにしている

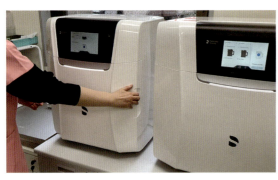

図⓰ 当院で使用している3Dプリンターは、デンツプライシロナのPrimePrintである。3Dプリンターのユニットとは別にPPU（Post Prossesing Unit）後処理装置がセットになっており、プリント直後の未重合層が付着した中間完成品に手を触れることなく、洗浄と追加光重合を行ってくれる。従前の3Dプリンターは、事後処理は人間の手で処理されており、有害な未重合のレジンに接触することで健康への被害が懸念されていたり、温度と湿度の管理が精度に影響したり、レジンの過不足で余分なレジンの無駄があったことから、導入を断念していた。この装置の導入により、有害なレジンに触れることなく、環境の変化にも影響されず、カセット方式でレジンの無駄もなく、日常的に3Dプリントの恩恵にあずかっている

デンツプライシロナのPrimeprintを使用しており、3Dプリント以後の洗浄と追加重合のプロセスを自動で完結できるため、院内ラボで容易に完結でき、加工に要する材料費も極めて廉価で行えるので、実用的である（図15、16）。

（3）マージン設定

スキャンデータでマージンが明確に認識されているかを確認する。通常、咬合面から隣接面、隣接面から窩洞底壁へと移行する部分でマージンが不鮮明になりやすい。

光学印象では印象をその場で確認・修正できるため、モニター画面で不鮮明なマージンを確認した場合、その部分だけを編集ツールで「カット」して、不鮮明な部分の再形成を行った後、再度その部分を撮影することで、カットされていない部分がマッチングされてモディファイされた3Dモデルを構築できる。

また、隣接面窩洞の歯肉縁マージンで出血があって、収斂剤などを使っても出血が続くようなケースでは、編集ツールで出血で不鮮明になった部分を「カット」してから、アシスタントに止血用の綿球で出血部位を圧迫するように押さえさせ、タイミングを図り、綿球を外した瞬間に、光学印象でスポット撮影をすれば鮮明なデータを得られる。

（4）シェードテイキング

歯科技工士による形成外形やシェードの確認を実地またはWeb上で行うことで、歯科技工士立ち会い加算を算定できる。この加算は歯科技工士の専門的な知識を活かして補綴物などの精度を向上させるためのもので、患者の治療結果をよりよくすることを目的としている。加算には1と2がある。

1）歯科技工士連携加算1（実地での立ち会い）

歯科技工士が実際に患者の口腔内を確認しながら、歯科医師と協力して診療を行う場合、加算は50点。

2）歯科技工士連携加算2（情報通信機器の利用）

遠隔での歯科技工士の立ち会いが可能になり、ビデオ通話などを通じて情報通信機器を使いながら診療を行う場合の加算は70点。

今回の改定では、デジタル技術を活用した歯科技工物の製作にも焦点が当てられている。とくにCAD/CAMインレーの光学印象が保険適用にな

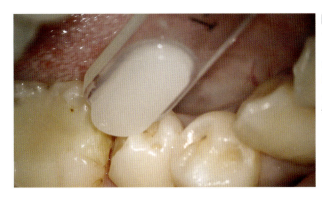

図⓱ インレーのシェード合わせには、「ブロックガイド」というブロックを1.5mmほどの厚さの切片にしたものを使ってシェードを見る。CAD/CAM冠やインレーのマテリアルでは、このブロックガイドが提供されていないので、ミリング時に余ったブロックの余白をアナログで削り出して、片面を研磨しておくことで、自家製のブロックガイドを製作できる。これを咬合面の外形線近くのエナメル質に当てて、シェードを確認する

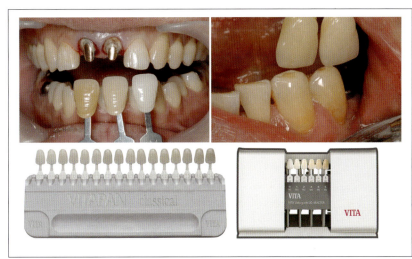

図⓲ 前歯部のクラウンには、VITAのクラシック・シェードガイドや3Dマスター・シェードガイドなどを使い、該当歯の反対側同名歯、または隣在歯の切縁にシェードガイドの切縁を当てて色味を見るとよい。写真撮影はラボへの伝達として有効であるので、シェードガイドと一緒に撮影すると、さらによい。また、今回の改正で歯科技工士の立会い加算が算定できることになったので、可能であれば立ち会ってもらう。場所が離れている場合は、撮影した画像を送ることで、ネットを利用した立会い加算を算定できる

り、光学印象時に歯科技工士が立ち会うことで光学印象歯科技工士連携加算が算定可能になった。

セラミックインレーのシェードテイキングでは、通常ブロックシェードガイド（各ブロックを1.5mm厚みの切片にした専用のガイド）が用いられることが多い（図17）。

CAD/CAMインレーの場合にはいまだメーカーから提供されていないので、咬合面のマージン付近のエナメル質のシェードを、VITAのクラシック・シェードガイドまたは3Dマスター・シェードガイドなどにより採得する（図18）。

普段よく使用するブロックが決まっていれば、1.5mm厚みのベニヤ形態に削り出して自家製のブロックガイドを作製するとシェードテイキングの精度が上がる。

ブロックは光の透過性の選択肢としてHT（ハイトランス）とLT（ロートランス）などがある。

インレーのような部分修復の場合には、カメレオン効果を得るためにHTの透過性のブロックを使用することが望ましい。

(5) テンポラリー処置

次回の装着までの暫間処置としてテンポラリークラウンを装着することは、生活歯であれば歯髄の保護や咬合の維持に有用性がある。失活歯でも隣接面へのフードインパクションや咬合の維持のために必要であるが、仮着材が接着面を汚染して接着阻害を生じることが報告されており[2]、接着性修復物では、従来の合着性修復物とは違った配慮が必要になる（図19）。

クラウンであれば、従来の仮着セメントを使わずに、テンポラリークラウンの内面に、テンポラリークラウン用の光硬化型レジンセメントを薄く塗って装着すれば、接着面への影響は最小限に抑えることができる。

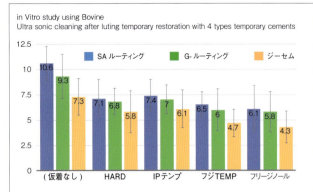

図⑲　現在の保険診療では即日のセットが認められていないので、せっかくの接着修復であるが、仮封やテンポラリークラウンの仮着をしなければならない。その際、安易にインレーにキャビトンで仮封をしたり、カルボン酸などによる仮着セメントでテンポラリークラウンを仮着すると、セット時に除去困難となり、接着阻害の原因になると報告されている。研究では3種類のセルフアドヒーシブセメントと、4種類の仮着セメントを使い、仮封後の接着力の影響を調べたところ、仮着をすることで接着力が大きく減少することが報告された

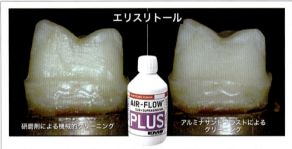

図⑳　インレーに使用したキャビトンは、セット時に清掃しても除去されない。唯一エリスリトール粒を使ったエアフローで除去できることが報告されている

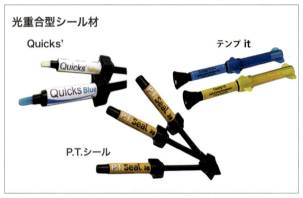

図㉑　インレーでは、ユニバーサルボンド剤を象牙質面に塗布乾燥後に光重合することでデンティンシールを行い、表面の未重合層をエタノール綿などで払拭した後に、光重合法の仮封材を窩洞に塡入して光重合させる方法が推奨されている。光重合方の仮封材として、Ciメディカルのテンプitなどは入手しやすい

　CAD/CAMインレーでは、キャビトンなどの仮封材を使用した場合は、装着時に清掃しても接着面に残存することが報告されている。使用した場合には、接着面の清掃にエリスリトールを使ったエアフローが推奨されている（図20）[3]。

　生活歯ではクラウン、インレーともに、形成で露出した象牙質を、クリアフィル®ユニバーサルボンドQuick（クラレノリタケデンタル）のような、レジン成分を含有するユニバーサルボンド剤を塗布して光重合すれば、象牙質のレジンコーティングができるので推奨される。ただし、そのまま光重合型の仮封材や仮着セメントを使用すると接着されてしまう。そこで、アルコール綿球などでボンド層表面の未重合層を確実に除去したのちに、必ず歯科用分離材を塗布し、光重合型の仮封材を使って仮着操作を行うようにする（図21）。

【参考文献】
1）Megumi Nakano, Tsunehiko Takada, Toru Nikaido, Junji Tagami: Effect of impression materials on adhesion of resin cement to resin-coated dentin. Adhesive dentistry, 17（3）: 198-204, 1999.
2）Takimoto M, Ishii R, Iino M, Shimizu Y, Tsujimoto A, Takamizawa T, Ando S, Miyazaki M: Influence of temporary cement contamination on the surface free energy and dentine bond strength of self-adhesive cements. J Dent, 40（2）: 131-8, 2012.
3）Saki Uchiyama, Rena Takahashi, Takaaki Sato, Shin Rozan, Masaomi Ikeda, Masanao Inokoshi, Toru Nikaido, Junji Tagami: Effect of a temporary sealing material on the bond strength of CAD/CAM inlay restorations with resin-coating technique. Dent Mater J, 40（5）: 1122-1128, 2021.

2章　臨床の実際 ～診査・診断から接着まで

⑦ 模型製作とモデルスキャン

作業模型の製作

　石膏は本模型、対合歯ともに硬化膨張が少ない超硬石膏を使用することが望ましい。

　分割復位式の模型は必ずしも必要ではないが、隣接面のマージンのコントロールが難しい場合には分割復位式の模型にする。明示されたマージンの周りをラウンドバーや技工ナイフでトリミングを行い（図1）、モデルスキャナーが読みやすいようにマージンより下の部分の歯根のカントゥアを模してフォームを作る。このとき、目視されるマージンよりやや根尖方向にトリミングを入れるようにして、ショートマージンにならないように注意する（図2）。

　鋳造歯冠修復でWax-upを行う従来法では、マージンを赤鉛筆などでなぞりマーキングをすることで、マージン付近のワックスの過不足が確認できるようにしていた。一方、光学スキャナーはおもに青色LEDなどを照射して反射光を計測するため、赤色は計測の妨げになるのでマージンラインを描かないようにする。

　CAD/CAMインレーを石膏模型で製作する場合、石膏の硬化膨張により窩洞サイズはその分大きくなるため、その石膏模型をスキャニングする

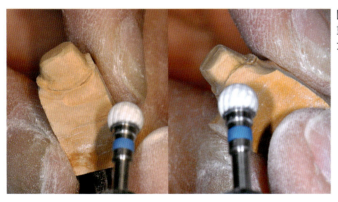

図❶　CAD/CAM冠の模型調整はマージン部分がとくに重要。ショートマージンにならないように慎重に、まずは大きなラウンドのカーバイトバーで外形を削り取る

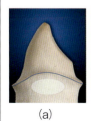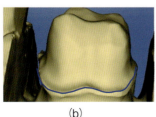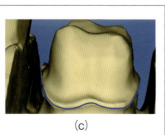

(a)　　　　　(b)　　　　　(c)

図❷　マージンより下の歯根部分は、歯根の形状になるように擬似的にフォーミングを行う（a）。モデルスキャナーでスキャニングした後にCADソフトでマージンを引く際は、アンダーカットに入らないレベルで、ぎりぎりロングマージンになるようにマージンラインを慎重に設定する。(b)ではなく(c)に設定する

7. 模型製作とモデルスキャン　69

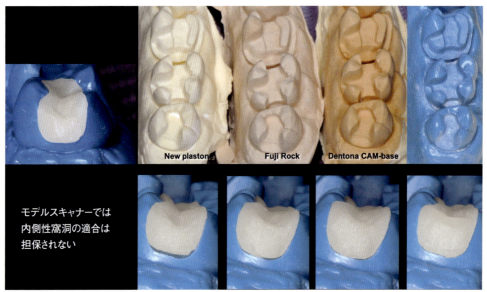

図❸ 当院にて、CAD/CAMインレーを光学印象でそのまま模型を介さずに製作した場合（最右）と、3種類の異なる硬化膨張の石膏模型を介して製作したインレーの適合を比較した。模型の 8| の歯牙にOD窩洞を形成して、光学印象をとったのち、シリコン印象を3つとり、1つには硬石膏である「New Plastone」、さらに超硬石膏である「Fuji Rock」、最後に硬化膨張係数が低い超硬石膏でパウダーをかけなくても測定できる「Dentna CAM Base」を填入。硬化後に石膏模型を光学印象して、インレーを削り出した。光学印象のみで製作したインレーは形成模型にぴったり適合したが、硬化膨張が大きくなる順に従い、インレーが浮いて入らないことがわかる。これは硬化膨張により窩洞のサイズも大きくなるために、光学計測をしても、若干大きめのインレーができてしまうことによるものであった

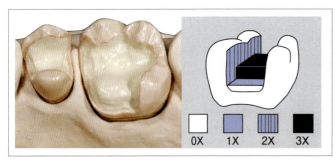

図❹ 従来より、Pressセラミックの製作工程では、「窩洞の膨張」に対処するために窩洞内面にスペーサーを塗布して、内面のサイズを小さくすることがルーティンワークであり、重ね塗りのプロトコールも存在する。同じように模型を調整すれば、モデルスキャナーが計測したサイズもリアルサイズに近づくので、IOSがなければ、この方法で対処してもらうようにラボと連携をとることを推奨する。ラボのほうでも、スペーサーが光学印象にうまく合わないことがあるので（反射がうまくいかない）、その場合はCADソフトのパラメータで、セメントスペースを大きくしたり、マージン部分をゆるくするなどの対応をすれば、適合（実際はフィット感）を向上できる

と寸法が大きくなる（図3）。これを回避するため、石膏模型の窩洞内壁に部位別に塗布厚みを変えてスペーサー材を使用し、寸法の調整を行う。これはPressセラミックの製作工程では必ず行われる作業で、CAD/CAMインレーの工程でも必要である（図4）。

モデルスキャナーによっては、スペーサーの色に反応して正しく計測されないこともあるため、その場合は模型の光学印象用のパウダー噴霧を行う。

スペーサー材がない場合には、CADのパラメータで調節して、インレー体のサイズを小さくすることもできる。その場合は「セメントスペーサー」と「マージンギャップ」を調整することでサイズをコントロールできる（図5）。

インレーの外形線がCAD/CAMの加工特性にマッチしていれば、アドヒーシブギャップもセメントスペーサーも最小値（30μm、40μm）でセットできる。しかし、外形線がスムーズでない場合

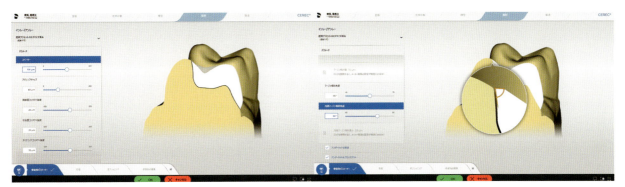

図❺ Primescanのパラメータ設定の画面。左はアドヒーシブギャップ（セメントスペースのマージン部分）で、セメントスペースとは別にマージンを締めたり緩めたりできる。右はセメントスペーサーで、窩洞と修復物の間の隙間の設定になる

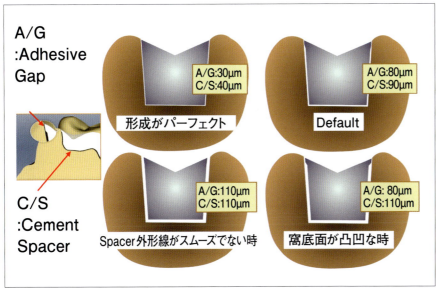

図❻ 形成の外形線や面角、厚みなどの問題点がすべてクリアになっているような完璧な形成であれば、セメントスペース（以下C/S）を40μmぐらいにして、アドヒーシブギャップ（以下A/G）を30μmほどに非常にタイトな設定にしても窩洞に挿入できると思われる。しかし、外形線がスムーズでなかったり複雑な形状であれば、C/Sを110μm、A/Gを110μmくらいにルーズにしなければ入らないと思われる。また、外形線は適切だが、窩底が凸凹している複雑な状況なら、A/Gを80μm、C/Sを110μmくらいにすることでしっかりと入り、マージンの適合もよくなると思われる。数値は当院のものであり、ミリングマシンは組み立て機械なので、それぞれの機械で適正値を事前に調整することが望ましい

や、窩底が凸凹なケースでは、各々で調整する必要がある（図6）。

クラウンの場合、そのシチュエーションにより、セメントスペーサーの設定に違いがある。合着ではできる限り適合性を追求する設定にするが、接着の場合は接着性セメントの入るスペースを多めに設定する。また、CAD/CAM冠の場合は軸壁の立ち具合や、面角や粗造な形成面の有無により、セメントスペースを調整するなどの設定を行う（図7）。

モデルスキャナーの選定

モデルスキャナーは多くの機種が販売されており、それぞれの使用上のプロトコールに従いスキャニングを行う（図8）。

モデルスキャナーにはいくつかの種類があり、精度と効率の面で優れており、歯科技工所で広く使用されている。代表的なスキャナーの例を以下に示す。

（1）3Shape Eシリーズ

高精度な3Dスキャンが可能で、オープンなCADソフトウェアと連携できる。スキャン速度に優れ、とくにクラウンやブリッジの設計に適する。E1、E2、E3など複数のモデルがあり、用途や予算に応じて選択可能。

（2）Medit Tシリーズ

Medit Tシリーズは、コストパフォーマンスに優れ、信頼性の高いスキャンが可能。自動回転機能により、スキャン工程がスムーズに行える。

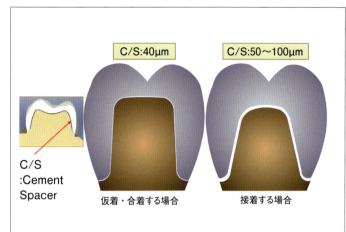

図❼ 合着性の修復物と接着性の修復物の適合の際については従前に述べたが、合着性の修復物では軸壁を立てたリテンティブデザインで、適合性を追求すべきである。合着するジルコニア修復物などでは、これに該当するため C/S を 40μm 程度までつめる。接着性のグラスセラミックのような修復物の場合は、リテンションはつけずに軸壁の角度は 6 〜 8°ほどに緩くして、C/S も 50 〜 100μm ほどにする、という違いがある。CAD/CAM 冠の場合は、少しリテンションをつけるが（6°くらい）、接着性の修復物なので C/S は 50 〜 100μm にする。ジルコニアを含め CAD/CAM 修復物全般にいえることで、パッシブフィットを得にくいため、通常は辺縁封鎖のために接着をするが、ジルコニアはブリッジに応用するのに適した材料なので、ブリッジの場合に仮着や合着を余儀なくされることから、「合着の場合」とした

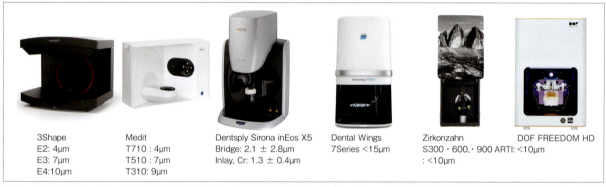

図❽ モデルスキャナーの代表的な機種を示す。各社の精度はリファレンス・スキャナーの精度を十分にカバーしており、どの機器でも問題はない。全顎スキャンの他にもダイスキャン、バッカルスキャンに対応することはもちろん、書き出せるデータ形式と、クラウドベースのデータ管理にも対応できること、ワークフローがシンプルであること、使っている IOS のデータコンバージョンなどの要件で選定するとよい

（3）DOF Freedom HD

　高精度なデュアルカメラスキャニングシステムを搭載しており、とくに複雑な石膏模型のスキャンに強みをもっている。オープンプラットフォームで、多くの CAD ソフトウェアと連携できる。

（4）Zirkonzahn S600 ARTI

　非常に精密なスキャナーで、クラウドベースでのデータ管理にも対応しているため、効率的なワークフローが可能。

（5）Dental Wings DWOS シリーズ

　精度と速度を兼ね備えたスキャナーで、石膏模型や印象材からのスキャンが可能。オープンなファイルフォーマットでデータを出力できるため、さまざまな CAD ソフトとの互換性も高い。

（6）Dentsply Sirona inEos X5

　高精度な歯科技工所向けスキャナーで、石膏模型や印象材、インプラントワークフローのスキャンに広く使用される。

　どのモデルスキャナーでも十分な精度が出るが、デンツプライシロナと 3Shape の 2 社のモデルスキャナーは、両社の CAD ソフトへ STL データ以外に、オリジナルデータで書き出すことが可能で、同じメーカーの IOS の使用により利便性と精度に優れる。

　モデルスキャナーの種類を問わず、バッカルショットを登録するときは、バイト材を介して咬合器の上弓と下弓を確実に固定することに留意する。

2章　臨床の実際 ～診査・診断から接着まで

⑧ CADデザイン

使用するCAD/CAMシステムのデザイン方法に従いデザインを行う。

それぞれのソフトにより各種のパラメータ設定の仕方にバラエティがあることと思うが、重要なポイントは、マージンの適合性や軸壁の厚み、歯冠形態、オクルーザルと隣接面コンタクトの強度になる。

1）マージンの適合性と歯冠形態デザイン

クラウンのマージン部分は、適合精度が重要である。適合が悪いと、プラークの蓄積や二次う蝕の発生リスクが高まるので、デザイン時には辺縁部分を滑らかにし、歯肉との接触部分が移行的にフィットするよう設定する。

形成時のマージンの厚み（幅）は0.8～1.0mmとしているが、臨床上ではやむを得ず厚みを確保できない事例も多々生じることがある。

とくに下顎臼歯部の舌側や上顎臼歯部の頬側、下顎前歯部の隣接面などではライトシャンファーになることがある。そのようなケースでは、そのままデザインを立ち上げればCAD/CAM冠の軸壁の厚みにも影響するので、エマージェンスプロファイルを若干オーバーカントゥアにするようにマージンのランプ角とランプ幅のパラメータを調整してデザイン的に厚みを確保し、軸壁からフィニッシュラインに至るカントゥアを修正する（図1）。

2）歯冠形態のデザインと適合度合いによるセメントスペースの調整

CAD/CAM冠の材料はレジン系で、金属に比べると強度がやや劣るため、適切な厚さを確保することが重要である。デザイン時には最小厚み（Minimum Thickness）の表示設定を行い、最小厚みが表示されないようなデザインを心がける。最小厚みは歯冠方向および軸壁方向の双方で設定する（図2）。

歯冠形態は反対側同名歯をミラーリング（反転コピー）することで解決できることが多いので推奨される。しかし、コピーする歯が補綴されている、う蝕で崩壊があるといったケースでは、デンタル

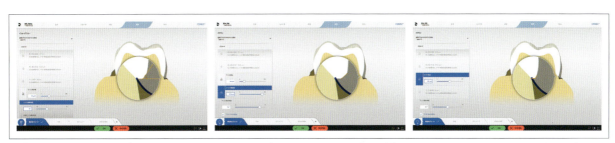

図❶　デザイン時は、まず、マージンの処理について注意する。マージンが薄く形成されてきたときには、マージンがチップする場合もあり、適合性も悪くなるので、マージンツールを使って調整を行う。マージンツールには「マージン・アングル」「マージン・アングルの幅」「マージンの厚み」の3つがあり、これらを適宜動かしてナイフエッジのようなマージンに適度な厚みをもたせるように設定する。まず角度を決めて（通常45°くらい）、次に角度の部分の幅を調整して軸壁に続く厚みを決める。次にマージンからどれだけ外にはみ出して大きくするかの厚みを設定する

8. CADデザイン　73

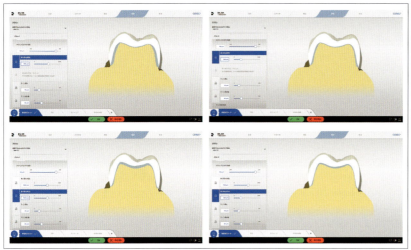

図❷ 修復物を規定の厚みより少なくしないことが重要である。そのためには、最小厚み（Minimum Thickness）を表示するように設定する。咬合面や軸壁などで厚みが変わる部位別に設定しておくことで、デザインの際に設定した最小厚みのガイドラインの表示が修復物表面に出てこないようになる

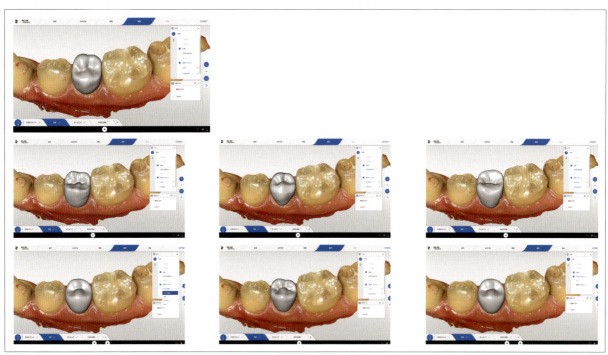

図❸ 歯牙のデザインはCERECのBiogenericソフトのように、隣在歯や同顎に写った歯牙の咬頭間距離、咬頭傾斜角、隆線の走行などを計測して、それをアルゴリズムの変数に代入して計算し、患者特有の遺伝子的に導き出される歯牙の形状をデザインとして提案する方法と、義歯の人工歯製造会社が従前の経験値で作ってきた歯牙のデザインモデル（デンタルデータベース）から近似する歯牙デザインを選び、編集機能で前後左右に引っ張ったり押したりして、該当歯のサイズに合わせてから、ディテールを編集する方法があり、CERECではどちらも選択できる。一番左上のデザインはBiogenericで提案されたもので、患者の口腔機能にマッチしたものであるが、デンタルデータベースから選んで適用することも可能である。VITAやMerz Dentalでも3つずつ種類があって隆線の形状などが微妙に違うので、デザインにこだわるときや、Biogenericでよい形ができないときなどに使用する

データベース（イボクラールビバデント、VITA、Mertzなど人工歯製造各社が出している歯冠形態のバリエーション）のデザインから適切な形態を選択してデザインに割り当てるようにし、その後にディテールの修正を行うことが推奨される（図3）。

CERECやinLabソフトでは、Biogeneric（バイオジェネリック）という統計値から作成したアルゴリズムでデザインを構築することができるが、ミラーリングと同様に隣接歯の近心位・遠心位の歯牙を参考にした計測からデザインを構築することで、いずれかの歯冠形態に何らかの欠陥があれば、その計測を元に計算されるため、その場合は計測される歯牙を指定するコピー＆ミラー機能を使うか、またはモックアップとして事前に

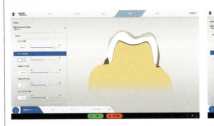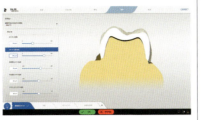

図❹ セメントスペーサーについては、インレーの項で触れたが、クラウンでも形成面が粗造であるか滑らかなのかにより、スペーサーを適宜調整する。CERECの場合は歯冠方向と、歯軸に垂直な方向の2方向で調整ができるので、ラフな部分に合わせて調整する。デフォルトは80～90μmであるが、ラフな場合は100～120μmくらいに設定することで全体の適合性が上がる

Wax-upした形態をコピー機能でデザインに反映させるという方法が選択できる。

適合性では、面角がなくスムーズな外形形成ができていれば、セメントスペースの値を50～100μmに設定し、面角が見えるようなラフな外形形成であれば100～150μmほどに設定するようにパラメータ設定を行う（**図4**）。

3）オクルーザルコンタクトと隣接面コンタクト

中心咬合位のセントリックストップは、Bコンタクトの付与に注意を要する。通常Bコンタクトは機能咬頭の内斜面に位置するため、顎関節の矢状顆路によっては、側方運動時の平衡側で干渉を引き起こすことがあり、その場合はCRブロックを引きちぎる方向の応力がかかるため、マテリアルの破折や脱離、咬合性外傷を引き起こすことがあり、Bコンタクトは付与しないほうがよい。A・Cコンタクトおよび辺縁隆線に設置し、コンタクト強度をパラメータで設定する。強度はCAD/CAM冠の場合はなるべく低く設定し、咬合をサポートできる他の大臼歯によりセントリックストップを支持させることが望ましい。

臼歯部の偏心運動時には、機能咬頭の内斜面が当たらないことと、ガイダンスの状況に合わせた咬合付与のために、使用するシステムにバーチャルアーティキュレーション機能（3Dモデル上で下顎運動を可視化できる機能）があれば、活用して可及的に偏心運動時のディスクルージョンを確実にすることが推奨される（**図5**）。

隣接面のコンタクト強さは、CADデザインの段階で＋50μmなどとコンタクト強度を指示することで適切なコンタクトを得ることができる。とくにCAD/CAM冠ではマテリアルの硬度が低く、咀嚼時に隣接歯と擦れ合うことで経年的にコンタクト強度が下がり、フードインパクションを起こすことを経験している。このため、コンタクト強度を調整するだけではなく、面コンタクトになるようなデザインを事前に指示する必要がある（**図6**）。

CAD/CAMインレーの場合、隣接面窩洞の頬舌幅が狭く、隣接歯と距離があるときは隣接面の歯質と修復物の移行性が困難になり、修復物のデザインが凸型になることが散見される。このようなケースでは、形成前の診断で隣接窩洞の頬舌幅をとるように歯科医師と歯科技工士で事前の打ち合わせをしておき、デザインが困難な場合は予後にも影響を与えるので、再形成・再印象をしたほうがよい。

石膏模型で製作する場合、硬化膨張により支台歯の近遠心は広がるため模型上で適切にコンタクト付与をしても、口腔内では強く当たることが多いので、口腔内で確認して必要であれば調整を行う。

デザインが完了したら、歯科技工士と歯科医師がWeb環境を活用しチャットなどの通信手段を用いて、デザインの確認をすることが望ましい。

4）CAMソフトへの書き出しとミリングマシンの扱い

CADデザインが完了したら、一般的なシステムではスプルー（サポートともいう）のポジションと本数を設定できる。ミリング中にバーの切削圧力により修復物がたわむことによってミリングパスが正確に反映されないことを防ぐような設置や、隣接面コンタクトに影響を与えないポジションの設定を心がける。

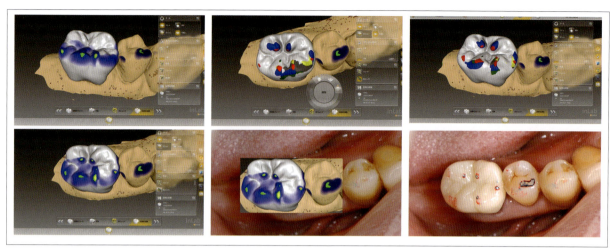

図❺ 一般的にバーチャルアーティキュレーションの機能は、仮想の咬合器のフォッサボックスを想定し、前方と側方の矢状顆角とサイドシフトを設定して、3Dの下顎模型を咀嚼運動させ、咬頭干渉やセントリックストップのポジションを確認し、CADデザイン上で形状を編集する機能である。ただし、顆路は事前にチェックバイト法で測定して半調節咬合器から得た角度を入力するか、アルカスディグマなどの顆路が測定できる電子フェイスボウにより角度を測定したものの入力になるので、仮想空間上で見えるレベルである。近年バッカルショットを動画で撮り、そのモーションを反映させるソフトも出ているが、3D空間の中で動かすときの誤差のほうが、調整量よりも大きいので、現実的ではない。CERECのBiogenericソフトは撮影された歯牙の咬頭間距離や咬頭傾斜角、隆線の沿うことと角度を計測しているため、FGP（Functional Generated Pass）機能によって、咬合小局面での接触を再現することが可能で、臼歯部のディスクルージョンの構築をするのには有利な機能になっている。図の中で、左上は当初のプロポーザル（提案）デザインであるが、平衡側、機能側における干渉部位がカラーコード表示されるので、平衡側の機能咬頭の内斜面のような、外傷性咬合を引き起こす部分を、編集ツールで削除して適正な咬合を得ることができる

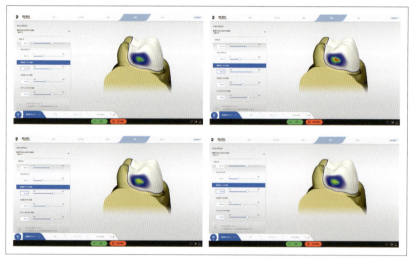

図❻ CERECのCADソフトではコンタクト強度のパラメータ調整はカラーコードで表示される。緑が0〜50μm、黄色が50〜100μm、赤が>100μmとなっている。通常は緑に黄色が少し見えるくらいでミリングして、模型上で調整する

　CAMソフトにデータを書き出してミリングマシンを駆動させる際には、適切なミリングパスやミリングプレッシャー、バーの回転数などのコマンドを出すCAMソフトが、使用するミリングマシン用に適切に調整されていなければ、正しい形態やパラメータを反映させることができない。使用するシステムが、CRブロックの加工に調整されたCAMソフトになっているか事前に確認する。

　ブロックの切削には使用するバーの種類と、摩擦をコントロールする注水液の濃度（一般的にはグリセリンなどが添加される）の設定が重要である。注水液は冷却と摩擦係数をコントロールするという2つの目的があり、ブロックメーカーの推奨値で適正な濃度を設定する。

　バーはダイヤモンドコーティングの薄いチタン製のカーバイトバーが推奨されるが、ミリングマシンにより適正なものを選択する必要がある。

5）ミリングに使用される機械

　CAD/CAM冠のミリングに使用される代表的なミリングマシンは、歯科専用に設計された高精度なNCN旋盤の機械である。以下に代表的な機械の種類とその特徴を記す。

CEREC Primemill、MC-X

　メーカー：デンツプライシロナ

　特徴：デジタルスキャナーからミリングまでを一貫して行えるオールインワンシステムで、ジルコニアやレジンなどさまざまな材料に対応。高精度で短時間の加工が可能。4軸だがブロックホルダーが前後および回転するため、5軸マシン相当かそれ以上の精度が出せる。PEEK材のミリングについては、現在はCAMのパラメータの設定がない。

Roland DGSHAPE DWXシリーズ

　メーカー：Roland DGSHAPE

　特徴：高精度な5軸ミリングマシンで、ジルコニア、PMMA、ワックスなどの材料に対応。安定した加工精度と使いやすさがある。とくにPEEK冠では松風のシステムのなかでミリングパラメータが設定されており、加工が可能になっている。

Planmeca PlanMill

　メーカー：Planmeca

　特徴：高速で精密なミリングが可能で、システムの安定性が高い。セラミックやレジンなど、さまざまな材料を短時間で加工できる。エア配管が必要なのと200Vのみ対応。

imes-icore CORiTECシリーズ

　メーカー：imes-icore

　特徴：小型から大型まで多様なモデルがあり、歯科ラボから院内まで幅広い用途に対応。とくに高精度なジルコニア加工に優れる。

6）ミリングで使用されるバー（ミリングバー）

　ミリングバーは、修復物を削り出すための工具で、素材や加工内容に応じて異なる種類が使用される。

以下に代表的なバーの種類とその特徴を記す。

ダイヤモンドバー

　特徴：おもにジルコニアやセラミックの加工に使用。硬度が高いため細かい形状の仕上げに適する。耐久性が高いが加工中に高温になるため冷却システムが必要。

カーバイドバー（タングステンカーバイドバー）

　特徴：レジンやPMMA、ワックスの削り出しに適する。鋭い刃先で効率的に材料を削りとることができ、低コストで高い精度が得られる

コーティングバー（TiAlNコーティングなど）

　特徴：チタンアルミニウム窒化コーティングなどが施されたバーは、耐摩耗性が高く、長寿命で高精度な加工が可能。硬質材料の加工に適する

フラットエンドバー（平刃）とボールエンドバー（球状刃）

　用途：フラットエンドバーは平面や側面の加工に、ボールエンドバーは曲面や仕上げ加工に適する。加工部位に応じて使い分けをする。

7）バーの選定と使用時の注意点

材質と形状の選定

　加工する材料や必要な仕上がりに応じて、バーの材質や形状を選ぶことが重要。

　ジルコニアには硬度の高いダイヤモンドバーが、レジンにはカーバイドバーが一般的には向いている。PEEKにはコーティングバー(TiAlNコーティングなど）が向いているとされる。

回転数と冷却

　ミリング中は回転数や冷却システムの適切な管理が必要である。高回転での加工が要求されるため、バーの過熱による破損や加工精度の低下を防ぐために冷却液やエアの供給が重要。冷却だけではなく、バーと切削体との摩擦係数をコントロールするのも重要な役割で、一般的にはグリセリンなどを添加して、その粘度を調整することにより、摩擦係数を最適化している。

8. CADデザイン　77

試適・調整・研磨

1）クラウンの試適・調整

　CAD/CAM冠、エンドクラウン、PEEK冠の試適時に確認すべきことは、マージン部分の適合性、隣接面コンタクトの強さである。CAD/CAM冠の前歯部であればこれらに加え、舌側面形態と切歯路角との関係、シェードマッチングの可否なども確認する。

　試適の時点で、確実な適合が認められない場合、隣接面コンタクトが強すぎるか、内面に尖鋭な面角が存在しないか、マージンに鋸歯状の凹凸がないか、軸壁が立ちすぎていないかなどをチェックする。

　クラウンの場合にはウェッジなどの歯間離開が困難であるため、隣接面コンタクトの調整を先に行う。それでも適合が悪ければ、色のついたシリコーン印象材を用いて内面のチェックを行う（内面にシリコンオイルが付着するため、調整後にサンドブラストを行うことが必須である。グラスセラミックの修復物内面に対しては、破壊靱性を著しく下げるのでサンドブラストは禁忌である）。内面の面角の尖鋭な部分があれば、支台歯のほうを削除調整することで適合改善することが多い。とくに前歯部の切縁が幅が少なく尖鋭になっていれば、その部分を削除する。

　マージンが鋸歯状になって適合しない場合は、再形成・再印象をしたほうがよい。

2）インレーの試適・調整

　試適の時点で確実に適合しないことがわかったら、適合が悪くて入らないのか、それともコンタクトが強すぎて入らないのか、判断する。まずは試適の時点で歯間離開を行い、正しいポジションで試適を試み、適合性の確認を行う。歯間離開をいったん終わらせ、続いて隣接面コンタクトの確認に移ると、正しい判断ができる。

　適合性が悪い場合は、急峻な窩洞外形線と内面の凹凸に原因があることが多い。適合性阻害箇所を見るためには、フィットチェックは白くてわかりにくいので、色の付いたシリコーン印象材でチェックを行う。当たって抜ける部分にシャープペンシルなどでマーキングして、その部分を削合することで、適合を得ることも可能である。ただし、過度な調整はインレー体の強度を落とすことにもなるので、改善がみられなければ、不適合の原因を探して、再形成と再印象を躊躇しないことも重要である。シリコーンでフィットをチェックした場合は、クラウンの場合と同様にシリコンオイルの付着が接着阻害要因になるので、必ずサンドブラスト処理を行うことを忘れてはならない（処理剤では除去できない）。

　隣接面コンタクトはコンタクトゲージやデンタルフロスを用いて確認する。コンタクトが強い場合は、咬合紙でマーキングして調整する。調整する際には、適宜、面コンタクトを維持できるような接触面の方向と強さを意識して、調整バーをコントロールする。

　このとき、先端がダイヤモンドコーティングされた把持用ピンセットで、修復物を挟んで調整すると便利である。模型上あるいは口腔内の試適で、

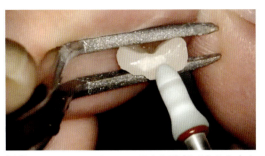

図❶ CAD/CAMインレーは大臼歯部でさえも小さく把持しにくい。隣接面コンタクトの調整には先端がダイヤモンド・コーティングされているピンセットの使用を推奨する

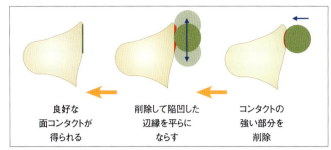

図❷ 面コンタクトに仕上げるには、最初はバーの曲面に合わせてコンタクトを弧状に落とし、適度な強度になったら、弧の縁を平らに落とすようにして、面コンタクトを作る

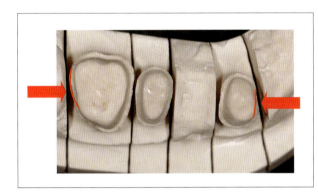

図❸ 石膏模型では近遠心に0.2〜0.3%程度、硬化膨張によるサイズの増大があるため、模型上で調整すると、歯牙上では若干強いコンタクトになると予想される

コンタクトの当たる方向を確認して、面コンタクトになるように配慮して調整を行う。当たる方向と違う斜面にすると、後で歯の移動が起こることも危惧されるため、慎重な調整が必要である（図1、2）。

石膏模型で製作した場合は石膏模型の膨張により近遠心のサイズが拡大するため、コンタクトが強く作られる傾向があるので、コンタクトの確認が必要になる（図3）。

保険診療のCAD/CAM冠では、技工所に製作をオーダーする流れが主体である。そのため、技工所から歯科医院に納品される時点で、最終研磨まで行われた「完成品」が届くと考えられる。この場合、セット前に咬合調整をすると破折する可能性があるため、セット後に咬合調整を行うことが多く、最終的には口腔内で最終研磨をすることが頻度的には多いと思われる。

また、内面処理について技工サイドと事前に打ち合わせをしておくことが必要である。歯科医院にサンドブラスターの設備がある場合は、技工サイドで内面処理をしてもらう必要はなく、試適調整の後に内面へのサンドブラスター処理を行うことで接着への準備を進められる。歯科医院にサンドブラスターの設備がない場合は、技工所で納品までにあらかじめサンドブラスト処理をしてもらい、試適調整後には内面に付着した唾液や血液を除去する処理剤で洗浄するという手順になる（処理剤については後述）。

3）CAD/CAM冠・インレーの研磨仕上げ

＜口腔外での研磨＞

粗研磨

まず、スプルーや冠の表面に残っている粗い部分、バリを取り除くために、粗研磨を行う。研磨は口腔外で材料の添付文書に従って行う。CRブロックの種類によるが、調整と粗研磨にはダイヤモンド粉が含有される珪酸系のバー（ダイヤジン

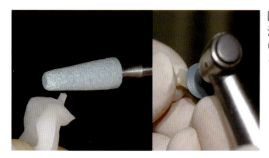

図❹ CAD/CAM冠・インレーの調整と粗研磨にはダイヤモンド粉末が混ぜてある炭化珪素を基材にした「ダイヤジンターボ」（日本歯科商社扱い）が適している。発熱が低くダイヤの目が細かいので、グラスセラミックなどでもチッピングを起こさず滑らかな切削面を得られる

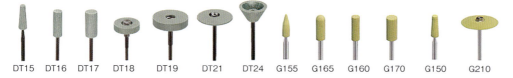

図❺ ダイヤジンターボには2種類の表面粗さと6種類の形態がある。黄色いほうが「コース」（粗目）でジルコニアなどの調整に適するが、CAD/CAM冠・インレーには緑色のほうがよい

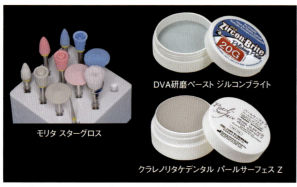
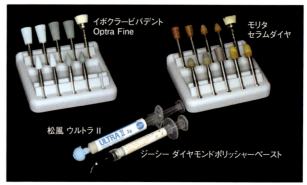

図❻❼ CAD/CAMブロックの材料の研磨は、グラスセラミックの研磨材料と共有できることが多い。ダイヤモンド粉が混入されているシリコンポイントが各社より販売されており、当院ではおもにイボクラービバデントのOptra FineまたはOptra Gross、モリタのセラムダイヤまたはスターグロスを適宜使い分けている。艶出しにはクラレノリタケデンタルのパールサーフェスZや、茂久田商会のDVA研磨ペースト ジルコンブライトをロビンソンブラシに付けて使用している

ターボ：日本歯科商社など）またはファインのダイヤモンドバーが推奨される。メタルの調整によく使われていたカーボランダムポイントは目が粗く、薄い部分を調整するときにチッピングを起こすことがあるので、CAD/CAM修復物の調整では使わない（図4、5）。

中研磨と仕上げ研磨

次にダイヤモンド粉を含有するシリコンポイントバーのセラムダイヤ、スターグロス（モリタ）、オプトラファイン（イボクラールビバデント）などシリコンラバーのポリッシャーやフレキシブルな研磨ディスクを使用する。この段階では表面の微細な傷を除去し、光沢を出す準備をする（図6、7）。

艶出し

CAD/CAM冠に高い光沢を出すための最終研磨には、きめの細かいダイヤモンド粉を含んだ研磨ペーストのウルトラⅡ（松風）、ダイヤモンドポリッシャーペースト（ジーシー）、ジルコンブライト（茂久田商会）、パールサーフェスZ（クラレノリタケデンタル）などを使う。

はじめにロビンソンブラシで研磨したのちに、バフかけで最終の艶を出すとよい。筆者は経年劣化を防ぐ意味で、最終研磨仕上げの後に表面にYAMAKINのNu:leコートのクリアを塗布し光重合を行って艶仕上げと表面の保護に活用している。

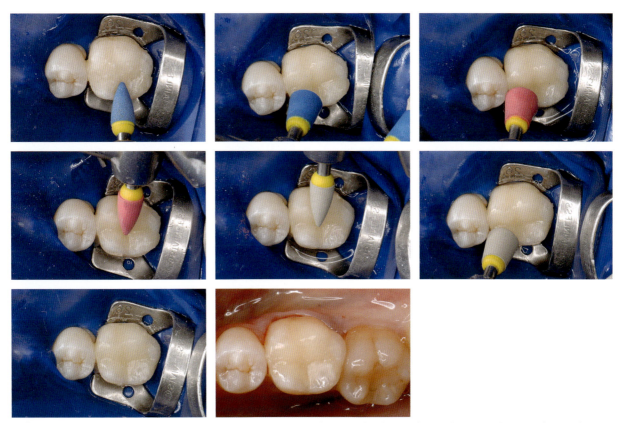

図❽　モリタのスターグロスで研磨する様子。はじめにコース：青で粗研磨を行う。咬頭隆線や平坦な部分は砲丸タイプを使い、頬面溝などはカップタイプの側面で研磨する。次にミディアム：ピンクで中研磨し、ファイン：イエローで仕上げを行う

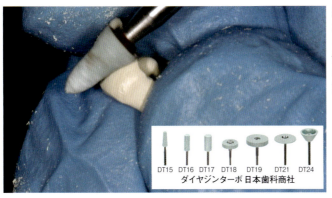

図❾　PEEK冠の調整と粗研磨には「ダイヤジンターボ」が適している。カーボランダムポイントでは、摩擦熱でPEEKがまくれ上がるので中低速で当てなければ使えないが、ダイヤジンターボは発熱が抑えられていて、中高速でも問題なく調整できる

＜咬合調整後の口腔内での研磨＞

口腔内での研磨

シリコンポイントやコンポジット専用の研磨ポイントを用いて、咬合調整部分が滑らかになるまで、軽い圧力で回転させながら研磨表面を滑らかにする（図8）。

最終研磨（高光沢仕上げ）

ポリッシングディスクやゴム製のポリッシャー（微細研磨用）を使用して、インレー表面を高光沢に仕上げる。CA用のロビンソンブラシを用いてダイヤモンドペーストや研磨用ペーストを用いて最終的な仕上げをする。

4）PEEK冠の研磨仕上げ

PEEK冠は研磨仕上げの品質が重要である。また、硬質で耐摩耗性が高いため、適切な研磨手順と道具を使用することが必要である。

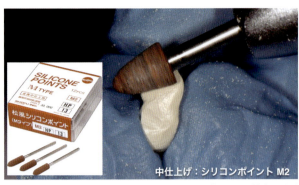
中仕上げ：シリコンポイント M2

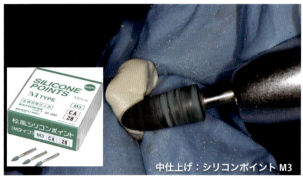
中仕上げ：シリコンポイント M3

図⓾⓫　PEEKの中研磨には金属研磨用に使われる茶色と緑色のシリコンポイントM2・M3（松風）を順次使うが、金属を研磨したM2・M3を共有すると、黒色の金属成分がこびりついて変色を起こすので、専用にして使うことが推奨される

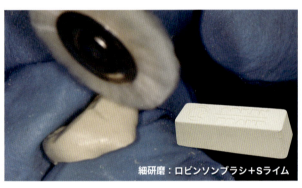
細研磨：ロビンソンブラシ＋Sライム

図⓬　細研磨ではロビンソンブラシにSライム（創研）を付けて満遍なく研磨する

＜PEEK冠の研磨仕上げ手順＞

粗研磨

　使用する道具：ダイヤモンドバー（粗粒）、ダイヤモンド粉含有シリコンポイント（ダイヤジンターボ：日本歯科商社）など。

　クラウンの粗削りの際、形状を整えるために粗めのバーを使用する。回転速度は中速～高速で、過度な力をかけずに慎重に形を整える。可能であれば冷却水を併用し、過熱を防ぐ（図9）。

中研磨

　使用する道具：シリコンポイント（中粒度）。

　粗研磨で整えた表面の小さな傷や粗さを減らすため、中粒度のシリコンポイントやゴムポイントを使用する（図10、11）。

細研磨

　使用する道具：ファインシリコンポイント（細粒度）、フェルトディスク、ダイヤモンドペースト（細粒度）（図12）。

　細粒度のシリコンポイントやフェルトディスクにダイヤモンドペーストを使用して表面のさらなる平滑化を行う。細研磨は低速で行い、材料に過剰な圧力をかけないようにする。

最終ポリッシング

　使用する道具：フェルトホイール、ラバーポイント。専用のポリッシングペースト（たとえば、アルミナや酸化セリウムを含むペースト）。

　フェルトホイールやラバーポイントにポリッシングペーストを付けて、最終仕上げを行う。高速回転で行うと熱が発生しやすいので、適宜冷却水を併用しながら作業する。最終的には光沢のある滑らかな表面が得られるまでポリッシュする。艶出しが完了したら筆者はYAMAKINのNu:leコートを塗布した後に光重合させて最終仕上げとし

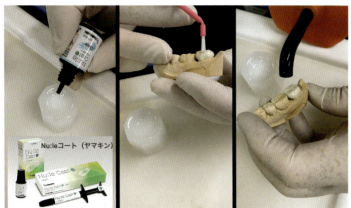

図⓭　最終ポリッシングには、専用のポリッシングペースト（たとえば、アルミナや酸化セリウムを含むペースト）をフェルトホイールやラバーポイントに付けて、最終仕上げを行う

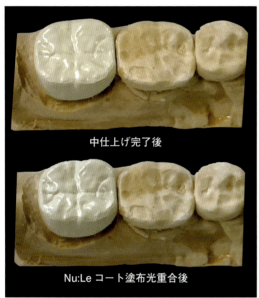

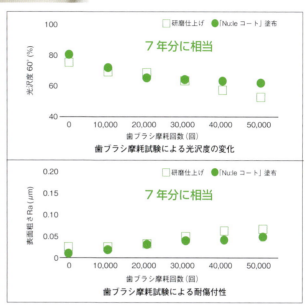

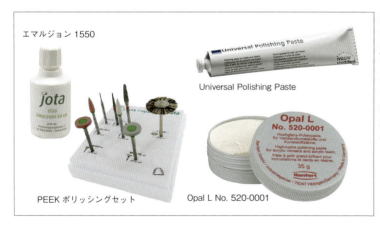

図⓮　大信貿易が提供するPEEK専用の研磨キットPEEKポリッシングセットとjotaのエマルジョン1550はPEEK専用で、研磨効率が高く、仕上げもきれいである。
イボクラービバデントのUniversal Polishing PastやRenfertのOpal L No. 520-0001もPEEKに適した最終研磨仕上げ材である

ている。7年間の艶出し効果があり、研磨しにくいPEEK冠表面を滑沢にしてくれる（図13）。

研磨仕上げ時の注意点

　研磨中に熱が発生しやすいため、冷却水を適宜使用して過熱を防ぐ。過熱はPEEKの物性を変化させ、クラウンの機械的強度に影響する可能性がある。また、強い圧力をかけすぎないように注意し、適度な力加減で行うことで、均一で滑らかな仕上がりが得られる。

● 専用ペーストの使用：PEEKの性質に適した専

9. 試適・調整・研磨

表❶ CAD/CAM冠やインレーの研磨に適した研磨バーの一覧を示す。ピンク色枠には形態修正から中研磨まで、黄色枠には粗研磨〜細研磨、緑枠にはいずれの工程でも使えるもの、青色枠に仕上げ研磨用を記載した。HP：ハンドピース用、CA：コントラアングル用、FG：フリクショングリップ（タービン・5倍速用）。「筆者所感」の○、◎、◉は筆者の使用感であり、参考程度にご覧いただきたい

製品名	メーカー	種類	使用方法	用途	筆者所感
セラプロ	エデンタ／モリタ	コース レギュラー	HP	形態修正・中研磨	◉
ダイヤジンターボ	ブレーデント 日本歯科商社	コース レギュラー	HP	形態修正・中研磨	◉
セラテック	エデンタ／モリタ	－	HP	形態修正・中研磨	○
セラムダイヤ	ケーディーエス／モリタ	コース ミディアム ファイン	HP CA	研磨	◉
スターグロス	エデンタ／モリタ	コース ミディアム ファイン	HP CA	研磨	○
ジルコシャイン	松風	コース ミディアム ファイン	HP CA	研磨	○
ポーセレン Hi グレーズ	DeDeCo 茂久田	レギュラー ファイン エクストラファイン	HP CA FG	研削〜仕上げ研磨	◉
ノリタケ ハイテック フィニッシュ	クラレノリタケデンタル	ブラウン #300 ブルー #800 レッド #1200	マンドレール HP	アルミナ （研磨傷少ない）	◉
パールサーフェス z	クラレノリタケデンタル	ペースト	ブラシ	仕上げ研磨	◉
ジルコンブライト	DVA 茂久田	ペースト	ブラシ フェルトバフ	仕上げ研磨	◉
ダイヤポリッシャーペースト	ジーシー	ペースト	PTC カップ ブラシ フェルトバフ	仕上げ研磨	◉

用のポリッシングペーストを使うことで、最適な光沢と滑らかさが得られる（**図14**）。
●PEEK専用のペーストを以下に示す。
◆PEEK ポリッシングセット + エマルジョン1550：jota（ヨタ）：大信貿易
　とくに PEEK 材料用として推奨されているポリッシングペースト。
◆OPAL Paste：レンフェルト：日本歯科商社
　PEEK や他の高性能ポリマーの研磨に使用できるポリッシングペースト。

◆Universal Polishing Paste：イボクラールビバデント
　PEEK 用のポリッシングペースト。
　CAD/CAM冠・インレーなどの CR の調整・研磨に適するバーを**表1**に示す。
　ピンク色の段が「形態修正・中研磨」、黄色の段が「研磨」、緑がいずれにも使えるもの、青色の段が仕上げ研磨用である。一番右の縦の列は筆者が使用した際の個人的感想である。

2章　臨床の実際 ～診査・診断から接着まで

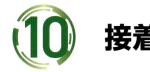

接着

　CAD/CAM冠・インレー・PEEK冠は、いずれも歯質と歯冠補綴物の一体化を図るため、接着性レジンセメントのシステムを使用して強固に接着することが必須である。

　CAD/CAM冠などの接着に推奨されるセメントシステムは、CRブロックのメーカーによりそれぞれ異なっている。これは各社のCRブロックのフィラーとマトリックスレジンの構成成分と微細構造が多様であり、一律に決められないことに起因する。

　レジンセメントを挟んで歯面と修復物が化学的に接着される機序を示す（図1）。

　高度に重合されたCRブロックの切削面にはマトリックスに含まれたフィラーの露出面のシリカ成分のメトキシ基（CH_3O-）と、シランカップリング材（γ-MPTS）によりレジンセメントのメタクリレート基とが共有結合を果たし、サンドブラストされたCR切削面のマイクロインターロッキングにレジンセメントが入り込むことで投錨効果による物理的な接着がなされるが、高度に重合したPMMAを主体とするマトリックスレジンには接着を果たすいかなる機序もないことが知られている。

　図2に示された研究では、グラスセラミッククラウンに、接着性レジンセメントとセルフアドヒーシブセメントのそれぞれを使って抜去歯に接着した2つの試験体と、CRブロックより製作したクラウンに同じく接着性レジンセメントとセルフアドヒーシブセメントを使って接着した2つの試験体の合計4つの試験体をTC（Therrmal cycling）にかけて辺縁漏洩の評価を行った。その結果、セラミックに接着性レジンセメントを適用した試験体では辺縁漏洩はみられず、そのほかの3つの試験体では象牙質全体にわたる漏洩や破折が確認された[1]。

　これはセラミッククラウンでは被着面全体がシリカで構成されているため、全面でシランカップリング処理による強い共有結合が達成され、歯質との相互強化と辺縁封鎖が示されたものと考えられる。セルフアドヒーシブセメントではプライマー処理はされず、セメントに含有されるプライマー成分の効果で接着される機序ではあるが、作用が弱く強い接着が達成されなかった。

　CRクラウンについては、シランカップリング処理をして接着性レジンセメントを使ったとしても、被着面には完全に重合したPMMAとシリカフィラーであり、シランカップリング処理はシリカフィラーにしか効果がないので、PMMAの部分は接着されないことに起因して辺縁漏洩を起こしたと思われる。セルフアドシーブセメントでは、より接着効果が低いために多大な辺縁漏洩が認められた。

　これらの結果からわかるように、高度に重合されたCRブロックの切削面には、接着が困難なPMMAに散在するフィラーにのみシランカップリングが効果があるという接着への特殊性がある。

1）適用するセメントシステムの種類

　このCRブロックの切削面の特殊性に対して、

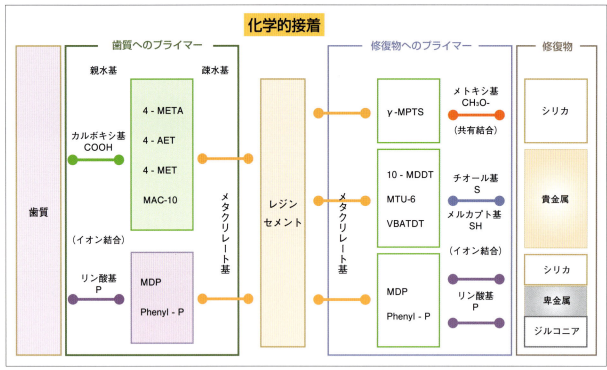

図❶ 歯質と修復物はレジンセメントにそれぞれ化学的に、共有結合やイオン結合を果たす。

歯質へのプライマーは歯質のCaイオン（Ca^{2+}）と、4-METAをはじめとしたカルボキシ基や、MDPなどのリン酸基が、イオン結合を行う。セメントのレジンには、4-META、MDPの別の部分がレジンのメタクリレート基に結合する。
歯質へは、エナメル質へのマイクロインターロッキング、象牙質のコラーゲン線維との網目結合構造により、物理的な接着も果たしている。
修復物には、シリカ成分を主体としたグラスセラミック、金属、ジルコニアがある。
・シリカ成分には、γ-MPTSのメトキシ基が共有結合を行い（シランカップリング）、MDPのような酸性モノマーのリン酸基とイオン結合を行う。機械的にはフッ酸処理によるマイクロメカニカルインターロッキングの生成が接着力をサポートする。グラスセラミックに対しては、破壊靭性を極度に落とすのでサンドブラストは行わない。
・貴金属とは10-MDDTなどの硫化メタクリレートが作用して接着される。
・卑金属とジルコニアには、MDPなどのリン酸メタクリレートが作用する。
金属とジルコニアには、サンドブラスティングを行いマイクロメカニカルインターロッキングの生成を行う。
完全重合したCRの切削面には、サンドブラストを行い、フィラーの露出とマイクロメカニカルインターロッキングの生成を行い、フィラーはシリカであるので、γ-MTPSまたはMDPを作用させる。
マトリックスであるPMMAには表面を溶かす溶剤接着タイプのアクリサンデー接着剤、またはUV硬化型のアクリル接着剤を使うが、生体内では使用できない化学物質なので、口腔内でPMMAに接着できる手段はない。近年、サンメディカルのスーパーボンドEXの重合促進剤であるTBB（トリブチル-n-ボラン）がPMMA表面へ作用するという仮説があり、接着の機序は不明であるが、実際にスーパーボンドがPMMAに接着層を形成していることは確認されている

ブロックメーカーが推奨している使用可能な接着システムには大きく分けて以下のa）～d）の4種類がある。

a）プライマー併用型の接着性レジンセメントのシステム

歯質と修復物それぞれへプライマー処理を行い、光重合単独、または光重合・化学重合併用、化学重合単独のレジンセメントで、セメント自体にはプライマー成分が含有されていない。

歯質には、歯質のCaイオンとカルボキシ基（COOH）またはリン酸基（P）がイオン結合する。あるいは、酸性機能性モノマーの傾斜機能的脱灰による象牙細管へのエッチング効果によるレジンタグの生成から、機械的嵌合が生じる。また現在使用するプライマーの主流になっているセルフエッチシステムは、とくに象牙質へのABRZ（酸-塩基抵抗層）の形成が接着界面の封鎖性に重要な役割を果たしているとされ、接着力に加えて歯

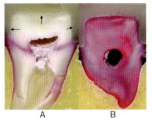

セラミック：VITA Mark II
コンポジット：3MMZ100
PAN：Panavia F2.0
SA：3M Relyex Unicem

A. セラミック＋パナビア
ショルダー部分の漏洩のみ

B. CR冠＋ユニセム
象牙質全体の漏洩

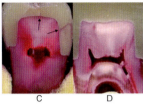

C. セラミック＋ユニセム
象牙質全体の漏洩

D. CR冠＋パナビア
疲労試験中にひび
象牙質全体の漏洩

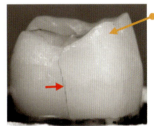

初期のセルフアドヒーシブで接着されたクラウン
中心窩から近心隣接面に及んだクラックが見られる

Micro leakage scores of ceramic and composite crown

Group	n	Mean	SD	Minimum	Maximum	Lower bound
PA/CR	8	3.5	0.9	2	4	2.7 4.3
SA/CR	8	3.4	0.9	2	4	2.6 4.1
PA/CE	8	0.5	0.5	0	1	1 1
SA/CE	8	3.4	1.1	1	4	2.5 4.3

Amr S Kassem, Osama Atta, Omar El-Mowafy: Fatigue resistance and micro leakage of CAD/CAM ceramic and composite molar crowns. J Prosthodont, 21(1): 28-32. 2012.

図❷　VITA Mark II（グラスセラミック）クラウンに、シラン処理を行って接着性レジンセメントであるパナビアF2.0を接着した試験片：Aと、処理なしのセルフアドヒーシブセメントである3Mのユニセムで接着した試験片：Cの漏洩試験後の比較。Aは漏洩が限定的で、接着が達成されていた。一方、Cのセルフアドヒーシブでは全体への漏洩とクラウン自体の破折が認められ、シラン処理なしでも接着するはずの、セルフアドヒーシブセメントは接着が十分でなく、象牙質全体に漏洩をしたうえ、グラスセラミッククラウンをサポートできずに破折に至らせた。
CRのクラウンではシラン処理をしないでユニセムで接着した試験片：Bと、シラン処理をしてパナビアF2.0で接着した試験片：Dでは、双方ともに象牙質全体への漏洩が認められ、CRクラウンにはシラン処理をして接着性レジンセメントを使って接着操作を行っても、確実な接着は得られないことがわかった。これは、フィラーにはセメントが付いても、マトリックスのPMMAには接着しないことを示唆する

　質と修復物相互に長期的安定性をもたらすことが知られている。

　CRブロックの切削面には、サンドブラストにより露出されたシリカフィラーへのγ-MPTSによるシランカップリング処理により、レジンのメタクリレート基と共有結合を生じることで強固な接着が可能である。ただし、γ-MPTSは水分（H_2O）の存在によりシラノール基がシリカの水酸基と結合できないので、深い縁下マージンで歯肉溝滲出液や、呼気に含まれる水分などに対して、確実な防湿処置がされなければ接着が達成されない。保険診療の日常的な対応の中で使いづらいと考えられる。

（システムの例）

1. パナビア V5（クラレノリタケデンタル）
2. リライエックス™ アルティメット（3M）
3. バリオリンク エステティック（イボクラールビバデント）
4. マルチリンク オートミックス（イボクラールビバデント）
5. ジーセムリンクフォース（ジーシー）
6. エヌ・エックス・スリー（Kerr）

b）セルフアドヒーシブセメント

　2014年にCAD/CAM冠が初めて保険収載されたころは、ブロックメーカーの推奨セメントは、おしなべて「セルフアドヒーシブセメント」であった。セルフアドヒーシブセメントは、セメント本体にプライマーの作用の成分（MDPなど）が含有され、歯面にも修復物側にも特段のプライマー処理をしないでも接着が可能で、湿潤環境でもセメント内部から重合が開始されることで、プライマー併用型接着性レジンセメントでは接着が達成できない水分含有環境下でも、ある程度の接着ができることで、簡便で保険診療に適していると考えられた。

　しかし、接着力はプライマー併用型に比べると弱いため、保険収載当初の黎明期では他に対応するシステムはサンメディカルのスーパーボンドしかなかったので、セルフアドヒーシブセメントが選択されたと考えられる。現在ではメーカーから

表❶　近年ではセルフアドヒーシブセメントに歯質と修復物双方へ作用させるプライマーを併用させるシステムが、CAD/CAM冠・インレーの接着用セメントシステムとして、ブロックメーカーから推薦されている。セルフアドヒーシブセメントは、セメント自体にプライマー成分と重合開始材、重合促進剤が含まれており、歯肉縁下の湿潤環境下でも、セメントがセメント中央より硬化が開始されることで、接着効果が得られる。近年ではセルフアドヒーシブの接着の弱さを改善するため、プライマーを塗布することで歯への接着を補完するコンセプトであると考えられる。湿潤環境でも積極的に水分を分解して接着させるプライマーも開発されているので（本文参照）、今後が期待される。しかし、図2の研究でも明らかなように、接着が達成されたとしても、フィラーのみであって、マトリックスのPMMAには接着されていない状況には変わりがないことも考慮すべきと考えられる

製品名 （製造）	メーカー推奨の セメントシステム	クラウン・インレー 内面への処理	歯面への処理	レジン セメント
Cerasmart （ジーシー）	ジーセムONE	Gマルチ プライマー	接着強化 プライマー	ジーセムONE （Neo・EM）
Shofu BLK HC （松風）	ビューティリンク SA	CAD/CAMレジン用 アドヒーシブ	ビューテボンドXtreme	ビューティリンク SA
Estelite BLK （トクヤマ）	エステセムII	ボンドマー ライトレスA/B	ボンドマー ライトレスA/B	エステセムII
Avencia （クラレノリタケ）	クリアフィル	クリアフィル セラミック プライマー	ユニバーサル ボンドQuick ER	SAルーティング マルチ

スーパーボンドの支台歯の象牙質、CRコア、メタルコアへの接着力

被着体 支台歯材料	前処理	条件	引張接着強さ 平均（MPa）
象牙質	あり	H.C10,000	15
銀合金（キャスティングシルバーS：ジーシー）	なし	H.C10,000	24
レジン（i-TFCシステムコアレジン：サンメディカル）	あり	H.C10,000	24

表❷　スーパーボンド（サンメディカル）は従前より、象牙質、金属類、レジンへの接着力が高いことが知られており、接着セメントとして期待される

の推奨はみられない。

（システムの例）

1. リライエックス™ ユニセム2 オートミックス（3M）
2. ジーセムONE（ジーシー）
3. スピードセム プラス（イボクラールビバデント）
4. マックスセム エリート（エンビスタ）
5. PermaCem 2.0（DMG）
6. ビューティセム SA（オーラルスタジオ）
7. TheraCem（ビスコ）
8. Clearfil SA Cement Universal（クラレノリタケデンタル）
9. キャリブラ セラム（デンツプライシロナ）

c）プライマー併用型のセルフアドヒーシブセメントシステム

近年のトレンドでは、歯面と修復物の被着面へそれぞれ専用のプライマーを処理したのちにセルフアドヒーシブセメントを使用するシステムが次々と登場して、CAD/CAM冠の接着への使用をブロックメーカーから推奨されるようになった。プライマー処理をすることで接着力が上がり、セメント自体にプライマー成分と重合開始材が含有されているので、湿潤環境でも接着効果が認められるシステムである。

デンツプライシロナのPrime & Bond Universalは、同社のセルフアドヒーシブセメントであるキャリブラセラム™と併用して使用するプライマーである。接着面と被着面双方に水分が存在していても、アクティブガードテクノロジーによって積極的に水の分子を排除することで、湿潤環境「でも」ではなく湿潤環境「だから」使えるプライマーである。この製品にみられるように、個性のあるプライマー群を併用してセルフアドヒーシブセメントを使って接着をする方向性は、これまでの常識を超えて、グラスセラミックやジルコニアの接着を簡便でありながら高い水準に引き上げ、

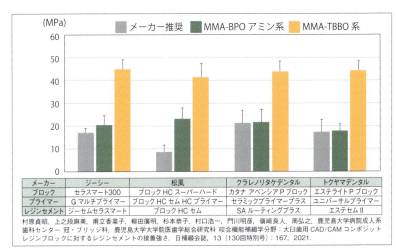

図❸ 2021年の補綴学会で発表されたこの研究は、各種CAD/CAM冠用ブロックに対するセメントシステムの違いによる接着力の違いを示している。各社推奨のプライマーとセメント、MMA-BPOアミン系のセメントシステム、MMA-TBBO系（スーパーボンド）の3分類で比較した結果、スーパーボンドのシステムが、どのブロックに対しても40MPaを超える接着強さが出ていることがわかる

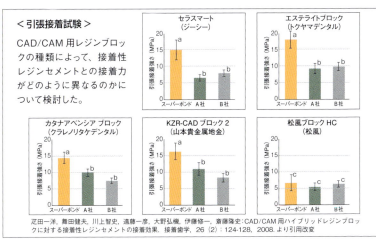

図❹ 疋田一洋教授（北海道医療大学）による5種類のブロックに対してスーパーボンドとその他の2種類のセメントで、接着力の違いを検討した研究。その結果、すべてのブロックでスーパーボンドの接着力が最も高いことが示された

効率化と長期的生存率の向上に貢献できると考えられる。

CAD/CAMブロックメーカー推奨のプライマー併用型のセルフアドヒーシブセメントシステムを表で示す（**表1**）。

なお、CAD/CAM冠やインレーに関していえば、高度に重合されたCR切削面のPMMAには接着できていないという問題が解決された訳ではないことにも留意すべきと考える。

d）スーパーボンド

1983年から「スーパーボンドC&B」として販売が開始された歴史ある製品で、パウダーの改良が重ねられ、現在は「スーパーボンドEX」となった。4METAを接着成分として、トリ-n-ブチルボランが重合促進剤という構成成分に変わりはない。

スーパーボンドはMMA系のレジンセメントに分類され、シリカフィラーや各種金属、ジルコニア、象牙質に強い接着を果たすことが知られている（**表2**）。

いくつかのCAD/CAM冠の接着に関する研究では、いずれのブロックに対しても、スーパーボンドが強い接着力を示すことが報告されており[2〜5]、成分のトリ-n-ブチルボラン（TBB）レジンがマトリックスレジンへの接着に影響をもたらす可能性が示唆されている（**図3、4**）[6]。

マージンのポジションに関係なく、水分存在下でも重合硬化して接着が達成されること、また硬化後も弾力性を維持することで、繰り返し衝撃荷重に対する破折抵抗性が高いこと（**図5**）、生体親和性が高く歯髄への刺激性がないことなどから、脆弱で接着が難しいとされるCAD/CAM冠の接

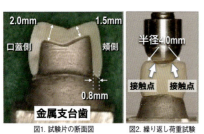
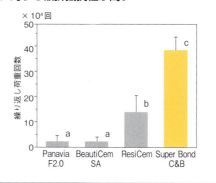

図❺ スーパーボンドは硬化反応が完了した状態でも弾力性があり、衝撃荷重を吸収すると考えられ、破折抵抗性が高いことが報告されている

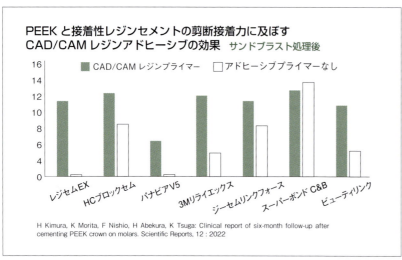

図❻ PEEK冠の接着の前処理にはサンドブラスト後にMMA系のプライマーが接着に効果があることが知られており、国内ではCAD/CAMレジンプライマー（松風）とM&Cプライマー（サンメディカル）の2種類のプライマーが有効となっている。CAD/CAMレジンアドヒーシブを塗布したグループと、塗布しないグループで接着力を比較すると、アドヒーシブプライマーを塗布しないスーパーボンドが高い接着力を示した

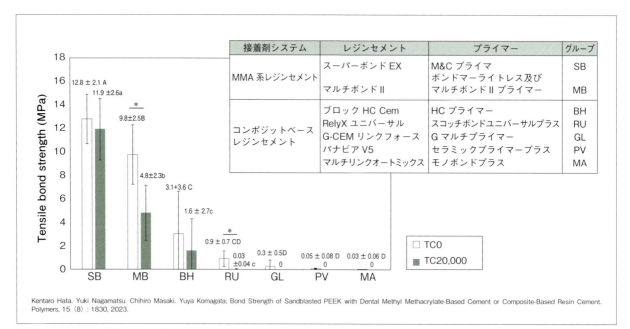

図❼ PEEK冠に対してMMA系レジンセメントと、コンポジットベースのレジンセメントの接着力を、サーマルサイクル試験前とサーマルサイクル試験後で比較した研究では、スーパーボンドがサーマルサイクル試験後も高い接着力を示した

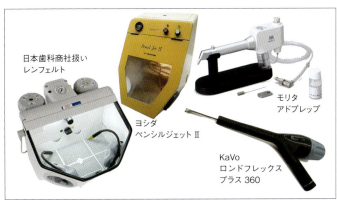

図❽ CAD/CAM冠・インレーとPEEK冠の接着面には、前処理として酸化アルミナによるサンドブラストが推奨されている。医院内にも設備があれば、ジルコニアや金属への接着にも応用できるため、有効性が高い。購入に際しての要件は、金属修復物に使った酸化アルミナは循環式のブラスターの場合、金属粉を含むことでPEEK表面を黒色化させるので、循環式でないこと。
また、PEEK冠には100〜110μmの大きめの粒径で強めのブラスティングが必要であるが、CAD/CAM冠・インレーでは30〜50μmの小さめの粒径で、弱圧のブラスティングが推奨されるため、粒径の種類に対応でき、圧力も調整できるものを選ぶ

着にはとくに向いていると考えられる。筆者は2014年以来、一貫してCAD/CAM冠の接着にはスーパーボンドを使用しており、いままで脱離や破折などを経験したことはない。

また、2023年12月に保険収載されたPEEK冠には、マテリアルの特性上MMA系のプライマーのみがPEEKに作用できることから[7〜10]、MMA系のプライマーをもつスーパーボンドまたは松風のCAD/CAMレジン用アドヒーシブの2択になる[11〜14]。

スーパーボンドは硬化後も弾力性があるため、グラスセラミックなど破壊靱性の低いマテリアルには不向きであるが、高分子のレジン系やアクリル系のマテリアルに対して他のシステムと比較して接着力が高いので、有用性が高い（**図6、7**）。

CAD/CAMレジン冠の実態調査[15]では、「装着に使用されたセメントはすべて接着性レジンセメント」「印象に使われたのは寒天・アルギン印象が83％」と報告されている。「接着性レジンセメント」にはセルフアドヒーシブセメントも含まれていると考えられる。しかし、セルフアドヒーシブは修復物内面や歯面にプライマー処理をしないで、セメントに含まれるプライマー成分で接着を図るセメントシステムなので、接着力はプライマー併用型に及ばない。そのため、スーパーボンドを含むプライマー併用型の接着性レジンセメントまたは併用型のセルフアドーシブセメントを用いるべきであると考えられる。

2）CAD/CAM冠・インレー・エンドクラウンの装着：CAD/CAM冠用材料（I〜Ⅳ）への接着手順

（1）サンドブラスト処理

口腔内試適後、CAD/CAM冠内面を弱圧下（0.1〜0.2MPa）で粒径50μmの酸化アルミナでサンドブラスト処理することが必須である[16]。

院内ラボに設置して、噴霧圧力を調整できるタイプやチェアサイドで口腔内にも使用できるタイプなど、多くの機種があり、医院の状況に合わせ選択する。

要件は、他の成分が混じらないように循環式でないこと、圧力調整ができること、各種の大きさの酸化アルミナ粒径に対応できること、などである（**図8**）。

（2）シラン処理

サンドブラスト完了、乾燥後は、フィラーへのシランカップリング処理として、接着成分を含有するプライマーを、CAD/CAM冠・インレーの内面に薄く均一に塗布する。

それぞれ、サンドブラスト処理の圧力と粒径、塗布後の作用時間と処理が決まっているので列挙する（**表3、4**）。

※サンドブラスト処理及びシランカップリング処理で「内面処理加算1」を算定可能

（3）エッチング

防湿を行い、歯面にはセルフエッチングアドヒーシブを規定時間塗布、可能であればアジテー

サンドブラスト メーカー推奨値　0.1MPa=1バール=1気圧

	アルミナ粒径	噴霧圧	噴霧距離	噴霧時間	備考
クラレノリタケ アベンシア	50μm	0.1~0.2MPa	−	10秒	−
ジーシー セラスマート	25~50μm	0.1~0.2MP	−	−	−
3M アルティメット	40μm 以下の 粒径の小さい物	0.2 MPa	−	−	アルコール 洗浄
松風 ブロック HC	50μm	0.2~0.3MPa	−	10秒	−
山本貴金属 KZR-CAD HRII	50μm	0.2~0.3MPa	−	−	−
トクヤマ	30~50μm	0.2~0.3MPa	−	10秒	−

表❸　サンドブラストとの粒径と圧力は、ブロック製造各社により推奨値が異なる。ブラストノズルと修復物の間の距離はどの会社も推奨値を示しておらず、噴霧時間はおおむね10秒であった。距離はグラスセラミックやジルコニアの推奨距離から推測すると10mm程度と考えられるが、マージン付近は無理にかけると近くなり、損傷のリスクがあるので注意が必要である

プライマー名	製造会社	成分	作用時間	光重合
CAD/CAM レジン用 アドヒーシブ	松風	UDMA、MMA、アセトン、反応開始材、その他	−	ハロゲン :500mW/cm² 400~500nm 20秒 LED:1000mW/cm² 440~490nm 10秒
ボンドマーライトレス A/B	トクヤマ デンタル	A 液 : アセトン、MDP、Bis-GMA、TEGDMA、HEMA、MTU-6、その他 B 液 : アセトン、エタノール、水、ボレート系触媒 過酸化物、シランカップリング材、その他	30秒以内 待たない	−
M&C プライマー	サン メディカル	A 液 : MMA、アセトン、MDP B 液 : MMA、シラン化合物	−	−
G マルチプライマー	ジーシー	ビニルシラン、MDP、MDTP、エタノール シランカップリング剤、メタクリル酸エステル	−	−
クリアフィル セラミックプライマー プラス	クラレ ノリタケ	シランカップリング剤、MDP、エタノール	−	−
モノボンド・プラス	イボクラ ビバデント	シランカップリング材、MDP、 硫化メタクリレート、エタノール	−	−

表❹　CAD/CAM ブロックメーカー推奨のプライマーの成分と作用時間、光重合について示す。松風の CAD/CAM レジン用アドヒーシブは塗布乾燥後に光重合が必要である。トクヤマデンタルのボンドマーライトレスは30秒で活性が失われるので、塗布後は5秒程度待ち、その後、早急にエア乾燥することが推奨されている

ション（擦り塗り）は処理効果を高めるので推奨される。

　歯質では、エナメル質へはセルフエッチの傾斜的脱灰によるマイクロインターロッキングの生成と、エナメル質中の Ca イオンとプライマーのリン酸イオンがイオン結合することにより接着が達成され、象牙質ではコラーゲン線維とレジンの長鎖との網目相互侵入によるレジンタグの形成と、Ca イオンとリン酸イオンのイオン結合により接着が達成される（図9、10）。

＜推奨される歯面用プライマーの1例＞

◆ティースプライマー：スーパーボンド（サンメディカル）

◆接着強化プライマー：ジーセム ONE（ジーシー）

◆ビューティボンド Xtreme：ビューティーリンク SA（松風）

◆ボンドマーライトレス A/B：エステセム II（ト

クヤマデンタル）

◆ユニバーサルボンド QuicER：SA ルーティングマルチ（クラレノリタケデンタル）

＜インレーにおける選択的エナメル質のエッチング＞

　選択的エッチングは、エナメル質のみ酸処理を施し、象牙質を直接エッチングしない方法である。歯の構造と接着力の観点から、エナメル質と象牙質の違いに基づいて行われるもので、以下のようなメリット、理由がある。

a）エナメル質への強固な接着力

　エナメル質は硬く、無機質が多いため、酸処理（エッチング）によってその表面に微小な凹凸が生じ、接着剤がしっかりと浸透できる。このマイクロインターロッキングが強固な接着力を提供し、修復物の安定性を向上させる。エナメル質を選択的にエッチングすることで、接着剤の効果を最大

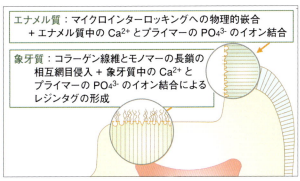
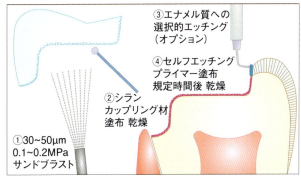

図❾ CAD/CAM インレーの場合、歯牙の接着面にはエナメル質、象牙質、ビルドアップの CR の面がある。
エナメル質にはリン酸による選択的エナメルエッチング（オプション）とセルフエッチングのプライマーによる弱いエッチング効果から、マイクロメカニカルインターロッキングへの嵌合と、エナメル質の Ca イオンと MDP などのリン酸モノマーの P イオンがイオン結合することで、接着する。
象牙質にはセルフエッチの傾斜機能的脱灰によるマイルドエッチングに合わせ、コラーゲン線維とレジンモノマーの長鎖の相互網目侵入による機械的結合と、Ca イオンと P イオンのイオン結合により接着する。
CR ビルドアップ面には露出したシリカフィラーへのシランカップリングを選択的に塗布するか、またはシリカには MDP などのリン酸モノマーがイオン結合するので、象牙質の処理と同時に塗布しても接着される。また、ビルドアップした直後（イミディエート・デンティンシーリング）であれば、未重合層が残留しているので、レジンセメントと共重合される。
これらの機序を踏まえて、窩洞内面の処理を行う

図❿ CAD/CAM インレーの窩洞への処理の手順を示す。
①インレー体の内面には 30 〜 50μm の酸化アルミナを、0.1 〜 0.2MPa（1 〜 2 気圧）で、10mm の距離から内面全体に 10 秒程度ブラストを行う。ブラスト後にアルミナ粒が残存しないように超音波洗浄を精製水で行うことが望ましいが、水道水での単純な水洗は避けて、超音波洗浄後は確実な乾燥ができれば接着力が落ちることはない。
②インレー体の咬合面にスティックをつけて把持できるようにしてから、シランカップリング材を含有するプライマーを薄く均一にディスポの筆を使い塗布する。すぐに乾燥できるタイプ（ex；クリアフィルセラミックプライマー Plus：クラレノリタケや、M&C プライマー：サンメディカル）と、反応時間を待って乾燥するタイプ（ex；Monobond S や Monobond Plus：イボクラービバデント）があるので、使用説明に従う。
③防湿処置と、隔壁や歯間離開処理をしたのちに、窩洞のエナメル部分へのリン酸による選択的なエッチングを行う。
当院では K エッチャント シリンジ（クラレノリタケデンタル）がリン酸濃度 35% で扱いやすいので 5 〜 10 秒作用させてから、十分に水洗（3way シリンジで 10 秒以上）して乾燥させる。
④各メーカーのセルフエッチングプライマーを使用説明書の作用時間で塗布したのちに、確実なエアブローを行う

限に引き出すことができる。
b）象牙質への過度なエッチングを防ぐ

　象牙質はエナメル質よりも有機成分が多く、酸に対して敏感である。象牙質をエッチングしすぎると象牙細管が開孔し、さらにコラーゲン線維が露出して萎縮してしまい、接着が不安定になる。選択的エッチングでは、象牙質を酸で直接エッチングせず、セルフエッチングアドヒーシブによりエナメル質のみ傾斜的エッチングがなされるため、リスクを回避できる。
c）ポストエッチングの過剰脱灰防止

　象牙質はエナメル質と比較して酸に対して脆弱なため、酸による直接的なエッチングによって過剰な脱灰が起こりやすい。選択的エッチングは、このような過剰脱灰を防ぎ、象牙質の接着面の安定性を維持できる。
d）術後の知覚過敏のリスクを低減

　象牙質を酸で直接的にエッチングすると象牙細管が開孔し、術後の知覚過敏を引き起こすことがあり、選択的エッチングで知覚過敏のリスクを減少させることができる。
e）接着剤の性能向上

　現在のセルフエッチングアドヒーシブやユニバーサルボンディングシステムは、象牙質に対して酸エッチングを行わずとも強固な接着が可能である。象牙質を酸で直接エッチングする必要がなく、エナメル質のみを選択的にエッチングする方法が推奨される。

（4）レジンセメント塗布

　乾燥後にレジンセメントの混和ペースト（スー

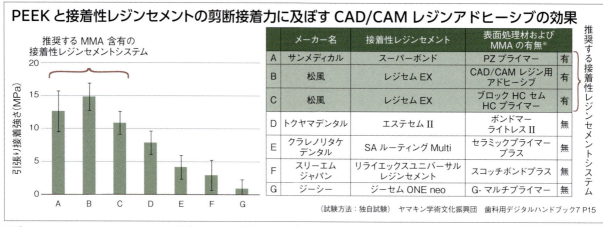

図⓫ PEEKマテリアルへのMMA系プライマーの接着力の研究では、MMA含有のプライマーである、PZプライマー（サンメディカル）、CAD/CAMレジン用アドヒーシブとHCプライマー（松風）の3種類は、非MMA系のプライマーよりも高い接着性能を示した。これからPEEKにはMMA系のプライマーが有効性が高いことが示唆される。図6と図7でもPEEKへの接着力はMMA系がよいという報告があり、とくにスーパーボンドのシステムはそのままPEEKに応用できることが示唆される

パーボンドでは混和ポリマー泥）をCAD/CAM冠内面に塗布して装着する。

光重合型もしくはデュアルキュア型のセメントでは余剰セメントに数秒間光照射（セメントの種類により異なる）を行い、接着性レジンセメントを半硬化（タックキュア）させた後、適宜除去する。なお、エンドクラウンの場合は髄室保持部の深い部分には光重合器の光が届きにくいので、デュアルキュア型のセメントが推奨される。

【CAD/CAM冠装着後に咬合調整を行う場合】

咬合面におけるCAD/CAM冠と支台歯間の内部空隙が大きい場合や、咬合調整時の咬合力の調節が困難な症例では、咬合接触によりCAD/CAM冠のたわみが生じて調整中に破損する可能性がある。そのため、装着後に咬合調整を行う。

3）PEEK冠の装着：CAD/CAM冠用材料（Ⅴ）

(1) 口腔内試適後

PEEK冠内面を100～110μm 0.2MPa（2気圧）の酸化アルミナ粒でサンドブラスト処理することが必須である。50μmの酸化アルミナのサンドブラストでは、処理をしなかった場合と有意差がないという報告があり、粒径の大きなものを使用することがポイントである[11]。

(2) 超音波洗浄後

乾燥した後にMMA系のプライマーを塗布し、プライマーにより必要であれば内面に光照射を行う（図11）。

＜推奨される歯面用プライマー＞

- M&Cプライマー：スーパーボンド（サンメディカル）
- CAD/CAMレジン用アドヒーシブ：ビューティーリンクSA（松風）

※サンドブラスト処理及びシランカップリング処理で「内面処理加算1」を算定可能

(3) セルフエッチングアドヒーシブ塗布

防湿を行い、歯面にセルフエッチングアドヒーシブを規定時間塗布する。可能であればアジテーション（擦り塗り）は処理効果を高めるので推奨される。

＜推奨される歯面用プライマーの例＞

- ティースプライマー：スーパーボンド（サンメディカル）
- ビューティボンドXtreme：ビューティーリンクSA（松風）

(4) 接着性レジンセメントを塗布

接着性レジンセメント（スーパーボンドでは混

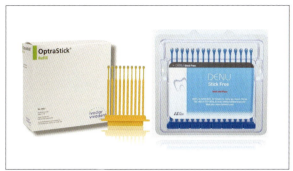

図⓬ とくにCAD/CAMインレーでは、接着操作を行うにあたり把持する部分がなく、被着面には触ることができないので、粘着物質が先端に付いた「スティック」が必須となる。イボクラー・ビバデントのオプトラスティックや、Ciメディカル取扱いのDENUスティックフリーなどが推奨される

和ポリマー泥）をPEEK冠内面に塗布して装着する。

（5）デュアルキュア型のセメントの場合

余剰セメントに数秒間光照射（セメントの種類による）を行い、接着性レジンセメントを半硬化（タックキュア）させた後適宜除去する。

PEEKは光透過性がないため、光照射によるクラウン内面の重合は期待できない。そのため、化学重合型かデュアルキュア型のセメントを使用する。

4）保険収載のCAD/CAM修復物の接着のStep by Step（アウトライン）

（1）スティックの使用

修復物、とくにインレーなどでは被着面を触ることができないので、粘着物質が先に付いた「スティック」を使って修復物を「把持」して接着操作の間使用することが推奨される。

外すときは修復物をエキスプローラーなどで抑えてゆっくりと離す（図12）。

（2）サンドブラスト

CAD/CAM冠、CAD/CAMインレーの被着面に対して

50μm酸化アルミナを0.1～0.2MPa（1～2気圧）で10mm離して10秒間噴霧した後に、精製水の入った超音波洗浄でCR表面に刺さっている酸化アルミナを落とすようにする。その後は水分が残留しないように十分な乾燥を行う。

サンドブラスト後の洗浄について、しないほうが接着力が上がるとされる誤解があるが、水分が残留していれば接着力が落ちることは自ずと知れたことで、十分に乾燥されれば、アルミナ粒が付着したままのCR面よりも、洗浄された面のほうが接着力は安定的に発揮できると考えられるので、超音波洗浄はしたほうがよいと思われる。

PEEK冠の内面の被着面に対して

100～110μm酸化アルミナを0.2MPa（2気圧）で10mm離して、10秒間噴霧する。精製水の入った超音波洗浄でPEEK表面に刺さっている酸化アルミナを落とすようにした後、完全に乾燥させる（酸化アルミナの粒径がCAD/CAM冠・インレーとは違う点に注意）。

（3）プライマーの塗布

最初に修復物のほうに処理を行う。

CAD/CAM冠とCAD/CAMインレーに対して

γ-MPTSによるシランカップリング処理（もしくはMDPなどのリン酸エステル系モノマー）を薄い皮膜で塗布して乾燥させる。

PEEK冠に対して

MMA含有のプライマー、M&Cプライマー（サンメディカル）を塗布して乾燥させる。またはCAD/CAMレジン用プライマー（松風）を塗布後に光重合を行う。

（4）防湿

「診査・診断」の項で記したように、CAD/CAM冠の予後報告では歯面とレジンセメントの界面で接着不備が多いことから、防湿の不備が脱離の大きな要因の1つと考えられる。防湿には必ず配慮しなければならない。

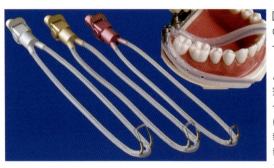

図⓭ CAD/CAM冠が保険収載された当初の脱離の原因では、歯面への接着が不足していたという報告があり、これは防湿処置の不完全さも一因と考えられる。
しかし、日常の保険診療の煩雑性のなかで、つねにラバーダム防湿を行うことは、理想的ではあるが、個人的には現実性に欠けるところがあると感じる。筆者は感染や露髄のリスクが懸念されるケースでは、事前のX線診断で予めラバーダムを行うことを決めて実施しているが、リスクのないケースではZOOを使っている。ラバーダムでは湿度を50%まで下げられることが報告されているが、ZOOでもそれに準じるドライ環境が提供できることも報告されており、リスクがないと思われるケースではZOOやサースティーなどの簡易防湿器具を使用すべきと考える

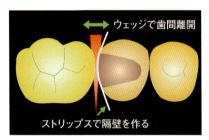

図⓮ CAD/CAMインレーの接着時には、隣接面にストリップスを設置して該当歯の歯肉縁に差し込み（ストリッピング）、ストリップスを押すようにウェッジを押し込んで確実に歯間離開を行う（スプリッティング）。歯間離開を行うことで、コンタクトが開放されて適正なポジションにインレー体を設置できる。ストリッピングが隣接の歯肉縁下に余剰セメントが流入することを防ぎ、コンタクト周囲への余剰セメントの流入も防げるため、仕上げ処理が容易になる

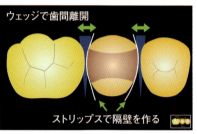

図⓯ MODインレーについては近遠心の両隣接面でストリッピングとスプリッティングを行う

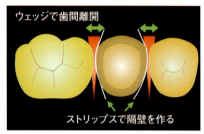

図⓰ クラウンでも、隣接面のマージンが縁上や歯肉縁、またはやや縁下であっても、スキャロップが高いケースであれば、一時的に歯肉に損傷を与えることになるが、ウェッジの挿入は難しくないので、同じく近遠心にストリッピングとスプリッティングを行う

　近遠心に歯牙が残存する場合は、ラバーに切り込みを入れて支台歯を露出させ、近遠心の歯牙にクランプをかけるだけでも、十分な防湿になるので試されたい。
　最後位にある大臼歯ではクランプがかからないが、ZOO（APT）やサースティ（モリタ）を使うことで、かなりの効果が期待できる（図⓭）。

（5）ストリッピングとスプリッティング

　インレーの場合は、ストリッピング（隔壁）を設置して、スプリッティング（歯間離開）をすることで、隣接面の鼓形空隙へ余剰セメントが入り込まないようにできることと、正しいポジションにインレー体を設置できることに有用性がある。ラバーダムや他の防湿補助器具と併用することで、確実な接着操作をサポートできる。
　クラウンの場合でも、歯肉縁上・歯肉縁マージンで隣在歯との間にウェッジを入れられるケースでは、ストリップスを支台歯の歯肉溝に沿って差し込み、固定できれば、隣接面の歯肉溝などにセメントを残存させないように装着できる（図⓮～⓰）。

（6）セメントの練和、装着

　現在ほとんどの製品では、ベースペーストとキャタリストを含むペーストを、オートミックスシリンジ用専用器具を使い、混ぜることが主流になっている。手で練和すると、気泡が内包され、接着後に疼痛の原因になることも報告されているので、オートミックスシリンジの使用（図⓱）が望ましい。
　ミキシングチップに残留するセメントがもったいないといって、2つのペーストを練板紙に出してセメントスパチュラで練和する方もいるとのこ

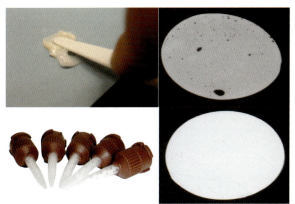

図⓱　セメントのオートミックスシリンジは、混和するセメント内に発生する気泡を抑制できる（下）。練板紙上にベースセメントとキャタリストセメントを出して、スパチュラを使って混和をすると必ず気泡が入るので（上）、必ずオートミックスシリンジを使い、はじめに出てくる少量の混和ペーストは、気泡が多少入る可能性と、混和比率が適正でないのでごく少量をガーゼなどで拭き取り、その後から出てくる混和ペーストを使用することが推奨される

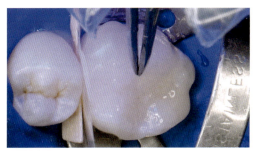

図⓲　余剰セメントの除去は3段階に分けて行う。シッティングの後にレジン系セメントであれば、余剰分は筆などで拭き取り、修復物をしっかりと押さえながら、タックキュア（半重合）を行う。通常の出力ではなく、Lowモードで、近遠心頬舌側の隅角4方向から1～2秒程度照射を行う

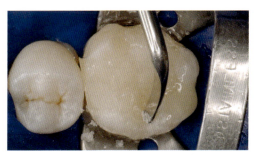

図⓳　その後、半硬化状態でエキスプローラーやYDMのセメント除去用器具などを使って剥がし取れるセメントを弾くように除去する。このときに、修復物が動かないようにしっかりと固定した状態で行うことがポイントである。隣接面に入ったセメントは、この時点でフロスシルクを使って除去する

とだが、上記の理由で推奨しない。

　セメントは、窩洞内や支台歯面に直接盛ると、プライマーと反応してすぐに硬化が始まり、浮き上がりの原因になる。そのため、必ず修復物のほうにセメントを盛るようにする。

　スーパーボンドでは、モノマー液とキャタリストを混ぜた反応液に、計量されたパウダーを混ぜて、専用の筆で混和することでペースト状のセメント泥を作れるので、筆で混和したのちにすくってクラウンやインレーに盛りつける。

　いずれも不足のないように、たっぷりの量を盛りつけるようにしたい。

（7）セメントの除去

　セメントの除去は以下の3段階で行う。

硬化前の除去

　隣接面に設置したストリップスの周りに大きく溢出したセメントを筆などで拭き取る。このときマージンの部分はあまり拭き取らないようにする。

　スーパーボンドでは、あらかじめ修復物や隣在歯でセメント硬化後に付着して取りにくい部分には、専用の分離剤（ウォッシャブル セップ：サンメディカル）を塗布しておくことで硬化後の除去を容易にする。それに合わせ、硬化前に余剰にはみ出た部分を、反応液をつけた筆を用いて大まかに拭き取っておく。

　ストリッピングをしていない隣接面では、フロスシルクによりコンタクト部分のセメントを硬化前に除去することが望ましい。フロスの出し入れ時には修復物が動きやすいので、アシスタントに確実に押さえてもらうことが重要である。

半硬化（タックキュア）中の除去

　プライマー併用型のセルフアドヒーシブセメン

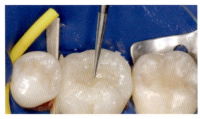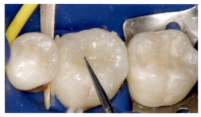

図⑳㉑　追加重合で重合を完了させたら、セメント除去用バー（マニー）など機械的に除去する器具を使い、マージンに垂直的な角度で当たるようにして残りのセメントを除去する

図㉒　隣接面のマージンは「プロフィン」のファインで最終仕上げをする

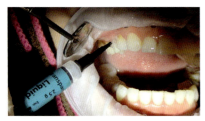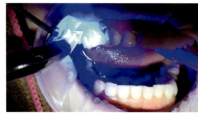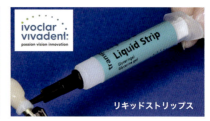

図㉓　レジン系セメントの場合は、余剰セメント除去後にセメント界面を、グリセリンジェルやココアバターなどでカバーして、重合阻害となる酸素を遮断し、その上から最終重合を行う必要がある。写真はリキッドストリップス（イボクラービバデント）

トのシステムでは、支台歯の周囲4方向から短時間の光照射をすることで、半硬化した余剰セメントをエクスプローラーやスケーラーなどで除去できる。

半硬化中は接着面においても完全な接着は達成されていない。除去の衝撃で修復物が動いたり、浮いたりすることがあり得るため、しっかりと動かないように押さえてから、除去する（図18、19）。

完全硬化後の除去

セメントが完全に硬化したら、マージンの部分は「セメント除去用バー」（マニーダイヤバー：モリタ）などの回転切削器具や、隣接歯頸部などにはプロフィンなどを使って効率よく除去を行う。レジンセメントが歯肉溝などに残存すると、短期的に歯肉炎を起こすので、確実な除去が求められる（図20〜22）。

（8）最終重合・研磨

スーパーボンドEX以外のセメントでは、酸素に触れているレジンは重合阻害を受けるため、未重合層（光重合で約30μm、化学重合で100μm）が存在する。除去が完了したら、レジンセメントの界面の上にグリセリンジェルなどを塗布して界面の酸素を遮断し、最終光重合を行い、マージン部分のセメント層の重合度を高める。

その後、マージン部分をCR専用の研磨バーで研磨し、接着操作を完了する（図23）。スーパーボンドでは、この操作は不要である。

最終重合が完了したら、セメント界面をCR専用（もしくは流用）のCAバーで研磨する。経年劣化は結局のところ、唾液や食物に暴露されるセメント界面で起こるので、リスクの高い患者などの場合は、筆者はNu:leコート（YAMAKIN）を、修復物の咬合面やセメント界面に塗布し、光重合してコーティングするようにしている。

システムとなっている研磨システムを使うことで、容易に研磨ができる（図24）。

【参考文献】

1) Amr S Kassem, Osama Atta, Omar El-Mowafy: Fatigue resistance and micro leakage of CAD/CAM ceramic and composite molar crowns. J Prosthodont, 21(1): 28-32. 2012.
2) Sadaaki MURAHARA, Asami UENODAN, Hiroaki YANAGIDA, Hiroyuki MINAMI: Bond strength of 4META-MMA-TBB resin to a CAD/CAM composite resin block and analysis of acetone-insoluble cured resin residues at adhesive interfaces. Dent Mater J. 43（6）: 861-866, 2024.
3) 入江正郎, 田仲持郎, 松本卓也, 丸尾幸憲, 西川悟郎, 皆木省吾, 吉原久美子：レジンセメントのCAD/CAM用レ

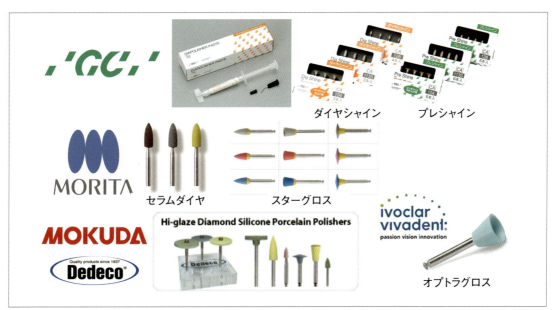

図❷ 咬合調整後の、口腔内研磨に適するバーを示す。ジーシーのダイヤシャインとプレシャインはセラスマートには最適で、研磨ペーストまで用意されているので、セラスマートユーザーには使いやすい。イボクラービバデントのオプトラ・グロスは1本のポイントでCR表面を研磨でき、シンプルで研磨効果も高い。茂久田扱いのDedecoのポリッシングバーは5倍速用のFG（Friction Grip）のバーがあるので、口腔内で研磨する場合に効率性が高い

ジンブロックに対する接着強さに及ぼすサンドブラスト処理の影響．接着歯学，33（4）：181-186，2015．
4) Tsuruta H, Kusakabe S, Burrow M F, Nikaido T: Clinical Assessment of Resin-coating Technique for Dentin after Cavity Preparation. Dent Mater J, 41（2）：226-229, 2022.
5) Rozan S, Takahashi R, Nikaido T, Tichy A, Tagami J: CAD/CAM-fabricated inlay restorations: Can the resin-coating technique improve bond strength and internal adaptation?. Dent Mater J, 39: 941-949, 2020.
6) 疋田一洋，舞田健夫，川上智史，遠藤一彦，大野弘機，伊藤修一，斎藤隆史：CAD/CAM用ハイブリッドレジンブロックに対する接着性レジンセメントの接着効果．接着歯学，26（2）：124-128，2008．
7) Caglar I, Ates S M, Yesil Duymus Z: An In Vitro Evaluation of the Effect of Various Adhesives and Surface Treatments on Bond Strength of Resin Cement to Polyetheretherketone. J Prosthodont, 28（1）：e342–e349, 2019.
8) Uhrenbacher J, Schmidlin P R, Keul C, Eichberger M, Roos M, Gernet W, Stawarczyk B: The effect of surface modification on the retention strength of polyetheretherketone crowns adhesively bonded to dentin abutments. J Prosthet Dent, 112（6）：1489-97, 2014.
9) Luo C, Liu Y, Peng B, Chen M, Liu Z, Li Z, Kuang H, Gong B, Li Z, Sun H: PEEK for Oral Applications: Recent Advances in Mechanical and Adhesive Properties. Polymers, 15（2）：386, 2023.
10) Gama L T, Duque T M, Ozcan M, Philippi A G, Mezzomo L A M, Goncalves T: Adhesion to high-performance polymers applied in dentistry: A systematic review. Dent Mater, 36（4）：e93–e108, 2020.

11) H Kimura, K Morita, F Nishio, H Abekura, K Tsuga: Clinical report of six-month follow-up after cementing PEEK crown on molars. Scientific Reports, 12：2022.
12) Alexakou E, Damanaki M, Zoidis P, Bakiri E, Mouzis N, Smidt G, Kourtis S: PEEK High Performance Polymers: A Review of Properties and Clinical Applications in Prosthodontics and Restorative Dentistry. Eur J Prosthodont Restor Dent, 27（3）：113-121, 2019.
13) Kentaro Hata. Yuki Nagamatsu. Chihiro Masaki. Yuya Komagata; Bond Strength of Sandblasted PEEK with Dental Methyl Methacrylate-Based Cement or Composite-Based Resin Cement. Polymers, 15（8）：1830, 2023.
14) Caglar I, Ates S M, Yesil Duymus Z: An In Vitro Evaluation of the Effect of Various Adhesives and Surface Treatments on Bond Strength of Resin Cement to Polyetheretherketone. J Prosthodont, 28（1）：e342–e349, 2019.
15) Akikazu Shinya, Shoko Miura, Hiroyasu Koizumi, Kazuhiro Hikita, Atsushi Mine: Current status and future prospect of CAD/CAM composite crown. Annals of Japan Prosthodontic Society, 9（1）：1-15, 2017.
16) Takaaki Sato, Tomohiro Takagaki, Naoko Matsui, Hidenori Hamba, Alireza Sadr, Toru Nikaido, Junji Tagami: Morphological Evaluation of the Adhesive/Enamel interfaces of Two-step Self-etching Adhesives and Multimode One-bottle Self-etching Adhesives. J Adhes Dent, 18（3）：223-9, 2016.
17) Adem Nora, Bal Burcu, Kazazoğlu Ender: Comparative Study of Chemical and Mechanical Surface Treatment Effects on Shear Bond Strength of PEEK to Veneering Ceramic. The International Journal of Prosthodontics, 2: 201-207, 2022.

MID-G型
歯科クリニックの創り方
Build the MID-G style clinic

【監修】MID-G

【編集委員】
荒井昌海（東京都・エムズ歯科クリニック／MID-G最高顧問）
和田匡史（徳島県・和田歯科医院／MID-G顧問）
栗林研治（千葉県・栗林歯科医院／MID-G代表）
白﨑 俊（兵庫県・なないろ歯科・こども矯正歯科クリニック／MID-G理事）
神部 賢（東京都・神部歯科医院／MID-G東日本支部長）
栗田隆史（千葉県・ボンベルタ歯科クリニック／MID-G東日本副支部長）

未来を見据えた次世代の経営バイブル

人口減少・人手不足の問題が注目され、デジタル化、DX化が加速するなど、これからますます歯科医院経営のアップデートが求められます。
そのようななか、時代に合わせて「どのような歯科医院を創ればよいのか」の1つの指標として参考にできるよう、「Chapter1 注目の最新器材」、「Chapter2 診療を支える院内システム・ツール」、「Chapter3 成功に繋がる組織体制」にかかわる項目について、MID-G役員を対象としたアンケートを実施しました。そして、それらを分析したうえで、具体的な製品・組織体制などに注目し、「どのような特徴があるのか」、「どのような方針で歯科医院運営に活かしているのか」などについて解説。また、MID-Gおよび各メーカーがどのような未来を考え、いま現在活動しているのかがわかる座談会も盛り込みました。

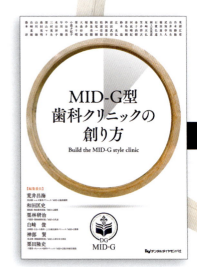

B5判・196頁・オールカラー
本体8,000円+税

CONTENTS

特別座談会1
三世代のMID-G代表理事が語る歯科医療の未来像

特別座談会2
100年続く日本最古の歯科総合メーカー・販社企業

Chapter1　注目の最新器材
01　IOS、ミリングマシン、3Dプリンター
02　アライナー矯正
03　インプラント
04　メインテナンス
05　マイクロスコープ
06　エンドモーター、チェアー、X線

特別座談会3
国内企業が挑む歯科医院DX改革
モリタ新ショールームが見据えるこれからの歯科医院

Chapter2　診療を支える院内システム・ツール
01　アポイントシステム
02　サブカルテ
03　レセコン
04　在庫管理システム
05　自動精算機
06　グループウェア

特別座談会4
歯科医療現場におけるAIの可能性を探る

Chapter3　成功に繋がる組織体制
01　事務局・秘書課
02　管理栄養士
03　歯科技工士

特別座談会5
働きたい改革——たけち歯科クリニックはいかにして生まれ変わったのか

デンタルダイヤモンド社

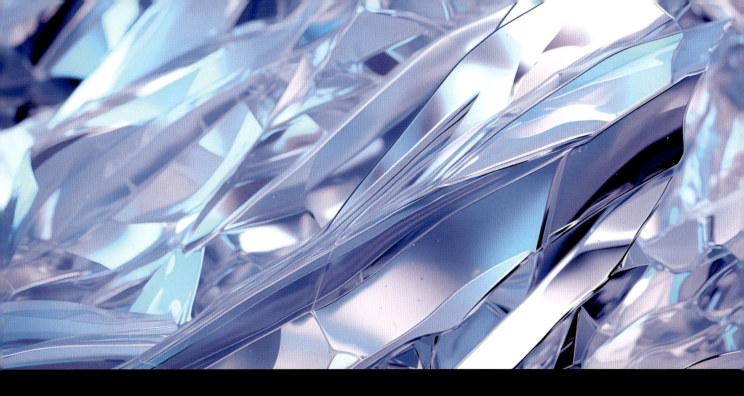

3章　症例呈示

草間幸夫 *Yukio KUSAMA* ◆ 東京都・西新宿歯科クリニック

3章 症例呈示

Case1 CAD/CAM冠

クラウン・メタルコア除去、CRコアビルドアップ、形成仕上げ

 5」、メタルクラウンとメタルコアを除去すると、フェルールが多く残存していたので、ファイバーポストを入れずに、バルクベースハードⅡ（サンメディカル）でコアビルドアップを行った。完全重合を待つためインターバルを置き、別の日に形成を行い、寒天アルギン酸の連合印象を行った（図1〜8）。

技工から上がってきたCAD/CAM冠の調整

 完成したCAD/CAM冠を口腔内に試適して、マージンの適合性や隣接面のコンタクト強度をチェックして、調整を行う。咬合コンタクトの調整は接着処置が完了した後のほうが、破折に関して安全である。

 隣接面コンタクト強度は、あらかじめ模型上でコンタクトポイントの位置と、面コンタクトの向きをチェックして、始めに適度な強度をもって挿入できるように調整し、その後に面コンタクトの形状に調整する。

 コンタクトの強い部分をスポットで調整し、適度な強度になったら、削除によって陥凹した辺縁を平らに均して面コンタクトを作るようにする。点コンタクトにならないように注意する。調整後に研磨するので、当初は強めのコンタクト（50〜75μm）程度にして、最終研磨で適正強度になるようにする（図9、10）。

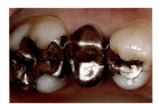

図❶ 5」のFMCをCAD/CAM冠に取り替える

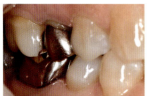

図❷ 同歯の頬面観

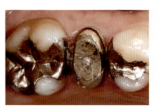

図❸ メタルクラウンを外しメタルコアの除去に移る

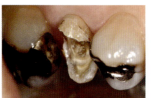

図❹ メタルコアを外した状態。フェルールが十分に残っているので、ファイバーコアは使わないこととした

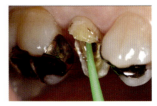

図❺ ポスト孔内にプライマーを塗布する

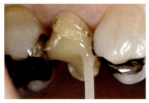

図❻ バルクベースハードⅡを塡入する

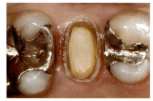

図❼ 咬合面観のCRコア

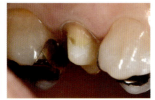

図❽ 形成が完了した

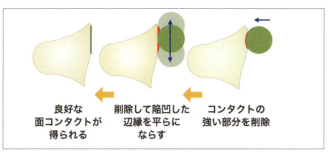

図❾ コンタクト調整の手順。先にコンタクト強度が適正になるまでくぼみをつけるように調整する。ポイントの外径で落としてインレーに合わせる。コンタクトが一定の強度をもちながも、修復物が窩洞に設置できたら、削ったくぼみの縁を、平らにするように落とす。これで良好な面コンタクトができる

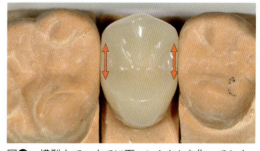

図❿ 模型上で、すでに面コンタクトを作っておく

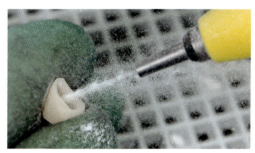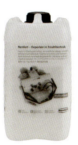

図⓫ クラウン内面にサンドブラストを行う。CR冠・インレーには30～50μmの酸化アルミナを0.1～0.2MPa（1～2気圧）、10mm離して10秒。PEEK冠には110μmで0.2～0.3MPa、10mm離して10秒の噴霧を行う

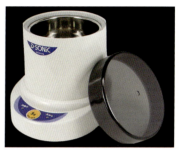

図⓬ CRは硬度が低く軟らかいので、アルミナ片が刺さった状態がみられるので、サンドブラスト後に精製水を用いた超音波洗浄を行い、その後完全に乾燥させる

サンドブラスト処理、超音波洗浄、プライマー塗布

試適が良好だったので、レンフェルトの50μmの酸化アルミナ（同社のアルミナは各種の粒径が揃っている）を0.1MPa＝1気圧で10秒間、修復物内面より10mmの距離で噴霧した（図11）。

CRブロックは硬度が低いため、硬度の高い酸化アルミナ片が刺さったように付着するので、精製水を入れた超音波洗浄機で5分ほど洗浄を行った後、よく乾燥させる。

サンドブラスト後の水洗で接着力が落ちるという指摘もあるが、それは水分の残留がある場合のことと考えられる。十分な乾燥が得られるなら、サンドブラスト後の超音波洗浄で接着力が落ちることは考えられない（図12）。

修復物の内面には、γ-MPTS（シラン処理剤）を含有するM&Cプライマー（サンメディカル）などを塗布して乾燥させる。繰り返し重ねて塗ると、シラン皮膜にさらにシラン皮膜が重なり、層と層の間で剥離を招くため、薄い皮膜になるように一度で塗布する（図13）。

スーパーボンドは隣接面やマージン付近のセメントの除去が難しい場合があるので、分離剤として、セメントを盛る前に事前にウォッシャブルセップ（サンメディカル）を取りにくい部位に塗っておくとよい。その際には被着面に付かないように細心の注意を払う。隣接歯の隣接面にもウォッシャブル セップを塗布しておくと、硬化後の残留セメントの除去が容易に行える。ウォッシャブル セップは、3wayシリンジなどで水洗することで、容易に除去できる（図14）。

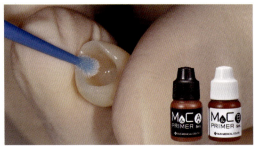
図⓭ スーパーボンドシステムを使用した症例。完全に乾燥した修復物内面に、M&C プライマーを薄く均一に塗布する。塗布したのちにすぐ乾燥させる

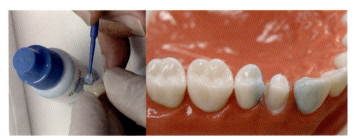
図⓮ スーパーボンドは硬化後の除去が難しい場面があるが、もともと壁着性が高いので、接着操作以前に、クラウンのマージンの外側や、隣接歯のコンタクトに、分離材としてウォッシャブル セップ（サンメディカル）を薄く塗布しておくと、硬化反応後の除去が断然楽になる。接着内面に絶対に塗布しないように注意する

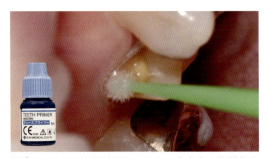
図⓯ ZOO で簡易防湿したのち、支台歯の歯質部分に選択的にセルフエッチングアドヒーシブであるティースプライマー（サンメディカル）を塗布し、アジテーション（攪拌するように擦り塗ること）しながら新鮮な液を追加しつつ20秒間、塗布し続け、その後十分にエア乾燥する

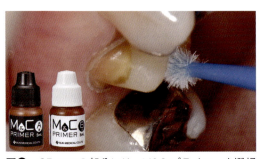
図⓰ CR コアの部分には、M&C プライマーを選択的に、CR の部分にのみ薄く均一に塗布する。すぐに乾燥して歯面への処理が完了する

- 支台歯の歯質の部分に選択的にセルフエッチング・プライマーであるティースプライマー（サンメディカル）をアジテーション（擦り塗り）しながら塗布し、20秒したら、エアブローで乾燥させる（図15）。
- 支台歯の CR コアの部分には、選択的に M&C プライマーを塗布してすぐに乾燥させる。通常のセメントシステムでは、セルフエッチングアドヒーシブの塗布の前に、これらの人工物へのプライマー処理材を塗布するが、スーパーボンドのシステムでは順番が逆になるので、注意を要する（図16）。
- モノマー液4滴と、キャタリストV液1滴を混和した反応液を作っておき、その中に計量カップ1杯の EX ポリマーを加える。生活歯や CR コアの場合はポリマー粉末 EX ティースカラーを使う。メタルコアの場合はポリマー粉末 EX ラジオペークパウダーを使うことで、金属色を遮蔽できる（図17）。
- セットに入っている「混和用の筆」で素早くかき混ぜて、「混和泥」を滑らかなるよう均一に混ぜる。
- 10秒ほどでペースト状になるので、筆ですくってクラウンの内面に盛りつける。ポリマー粉末が「EX」になってからは、従前の「垂れ」が少なくなった（図18）。
- スパチュラでも筆の代用にできるが、逆に多量にすくえるために垂れる心配もあるので、筆のほうが盛りつけやすい（図19）。
- 複数歯に対応する場合は、盛りつけ時間に余裕をもたせるため専用のスーパーボンド マイクロシリンジ（図20）で混和泥の粘稠性が高くなる前に吸引し、素早くクラウンに盛りつけることも可能である。操作時間は30秒ほどの余裕

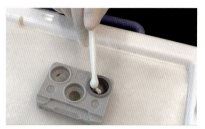
図⓱ スーパーボンドモノマー液4滴と、キャタリストV 1滴を受け皿に滴下して混和し、反応液を作る。計量匙1杯用のほうでEXポリマー粉末を容器からすくい、縁ですり切って定量となる。すり切るときにパウダーを匙側に押し込むようにすると、パウダーが押し込まれて量が増えてしまうので、軽くすり切るように注意する

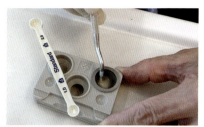
図⓲ 反応液の中に計量したEXポリマー粉末を投入して、混和専用のブラシで撹拌する。撹拌時間は10秒以内程度で良好なペースト上の混和泥になるので、筆を使い修復物の内面に盛る

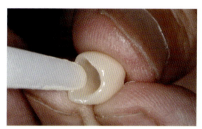
図⓳ 混和泥はスパチュラを使って、いっぺんに修復物へ盛ることもできるが、筆のほうが細部に盛ることができるので、インレーなどでは、より利便性が高い

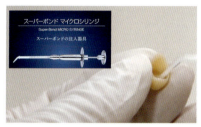
図⓴ 複数歯の接着を同時に行う場合は、専用のスーパーボンド マイクロシリンジ（サンメディカル）が用意されている。修復物の接着以外にも、多数歯の暫間固定への利用にも便利である

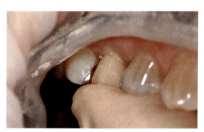
図㉑ 混和泥を塗布したクラウンを支台歯へ圧接し、しっかり抑えた状態で、フロスシルクを使い、隣接面の余剰セメントを除去する

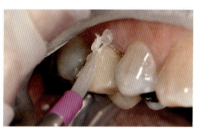
図㉒ 反応液を別に作っておき、反応液を付けた筆を使って、頬舌側の余剰セメントを拭いとる。大まかにとれたらココアバターを付けたロール綿などを噛ませて、硬化時間を待つ（7分間）

があり、数歯でも問題はない。
- セメントを填入したクラウンを支台歯へ圧接してセットし、隣接面に入った半硬化セメントを、フロスシルクで除去する（図21）。この際には、修復物が動かないようにアシスタントにしっかりと手指で固定をしてもらうことも重要である。
- モノマー液とキャタリストV液を定量で混和した反応液を、パウダーとの混和用と別に用意しておき、筆に反応液を付けて残留セメントを払拭するとセメントの効果反応に影響を与えずに除去できる（図22）。
- 接着が完了したら、再度咬合や残留セメントをチェックして終了となる（図23）。
- 最低でも術後30分は食事を避けること、24時間は硬いものの摂取を避けるように指導する。

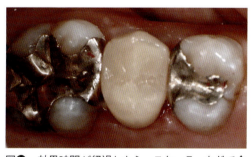
図㉓ 効果時間が経過したら、スケーラーなどで余剰セメントの残留を再度確認して除去し、接着を完了させる

3章　症例呈示

Case2　CAD/CAM インレー

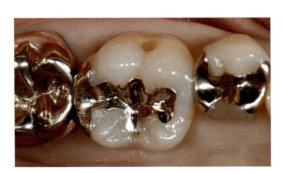

- ⌐6、メタルインレー下の二次う蝕

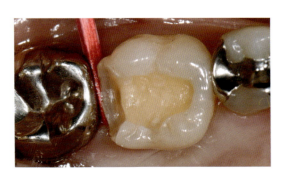

- 形成・印象を終えて、試適をする前にウェッジで歯間離開を行い、修復物がコンタクトポイントに影響されずに適正なポジションで試適できるようにする

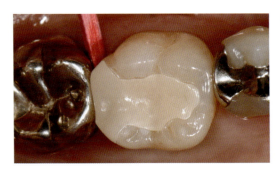

- 高い適合を得られた。咬合面は最終的に調整後に研磨仕上げをするので、オクルーザオフセットを75μm 高くする

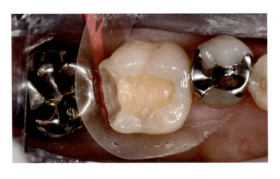

- 接着のために、ストリップスを設置し、ウェッジで歯間離開を行う。この処置により適正なポジションで修復物をセットできることと、隣接面への残留セメントの侵入を防ぐことができる

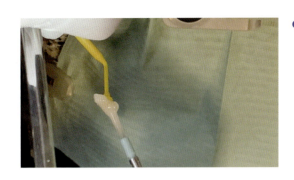
- スーパーボンドEXの混和泥をインレーの内面に盛りつける

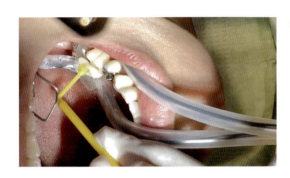
- スティックで口腔内まで運び、セットして圧接する

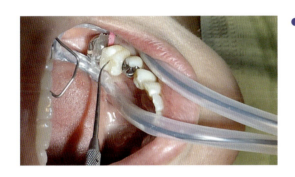
- 修復物をエキスプローラーでしっかりと押さえながらスティックを外す

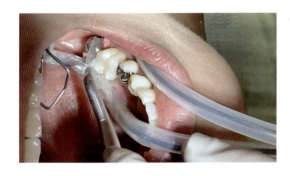
- 反応液を付けた筆で、辺縁隆線付近に付着する余剰セメントを拭いとる

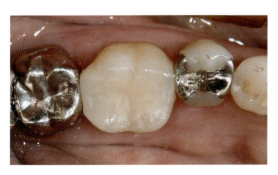
- 接着が完了した状態。この後に咬合調整と研磨を行う

2. Case2　CAD/CAMインレー　107

Case3　CAD/CAM インレー

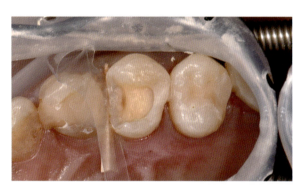

● |4、ストリッピングとスプリッティングを行う。防湿は ZOO を使用して行う

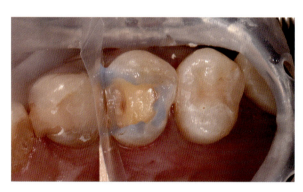

● エナメル質のセレクティブエッチングを行う。35％のリン酸を10秒間作用させ、15秒間水洗した

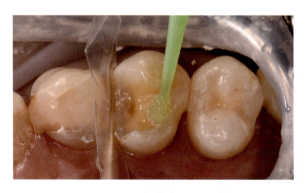

● ティースプライマーを塗布して20秒間アジテーションを行った後、エアで乾燥させる

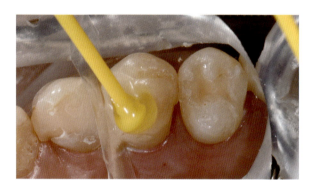

● 混和泥を盛ったインレー体をセットする

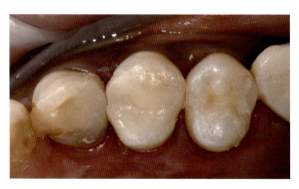

● セット後の状態。辺縁隆線に残留セメントが確認できるので、この後に仕上げ・研磨を行った

3章　症例呈示

【参考症例】CAD/CAM アンレー

※本症例は CAD/CAM アンレーの症例であり保険算定の対象とはなりませんが、参考として掲載しております（2024年12月現在）

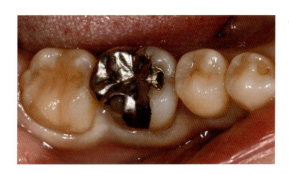

- 6 ̄、メタルインレーの二次う蝕に CAD/CAM アンレーを適用する

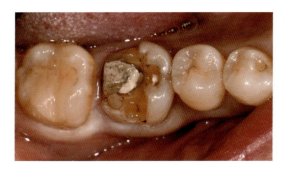

- メタルを除去して軟化牙質を可及的に除去する

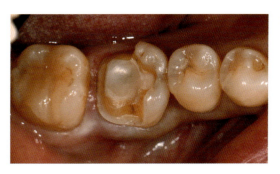

- バルクベースハードⅡ（サンメディカル）で崩壊した部分に、象牙質のシーリングと同時のビルドアップを行う

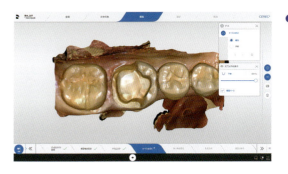

- 2024年6月より保険収載された CAD/CAM インレーの光学印象により3Dの作業模型を採得する。該当歯の近遠心の隣接歯が撮影できていれば十分で、データをコンパクトにまとめることがポイントになる

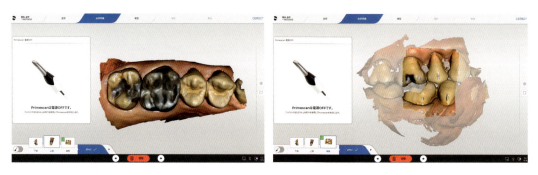

- 対合歯も該当歯と咬合する2～3歯の範囲で十分である
- 咬合状態は、中心咬合位で嚙ませた状態で頰側から撮影したもので、マッチングさせることで登録できる。このとき、患者にはしっかりと咬合位置を維持するように声がけすることが重要である

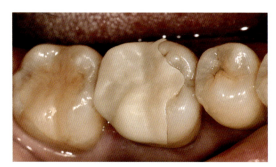

- CADデザインの後に、ミリングをして完成したアンレーを口腔内に試適した。適合状態がよく、遠心コンタクトを適宜調整した。このケースでも、口腔外では中研磨まで行い、接着操作後に咬合調整を行うこととした

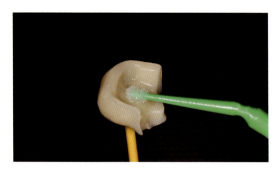

- アンレーの内面にM&Cプライマーを塗布し、エア乾燥を十分に行う

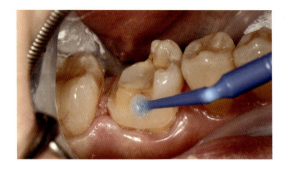

- 歯質の部分にティースプライマーを20秒間、アジテーションを行いながら塗布して、乾燥させる

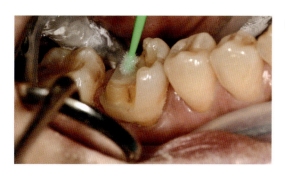

- 形成面に存在するCRのビルドアップ面には、シランカップリング材としてM&Cプライマーを選択的に塗布する。通常のシステムでは、歯質へのプライマー塗布が後になるので、順番を間違えないように注意する

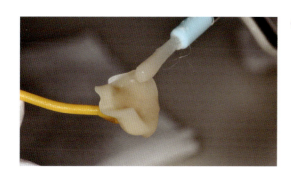

- スーパーボンドEXの混和泥を混和専用の筆で修復物内面に盛る

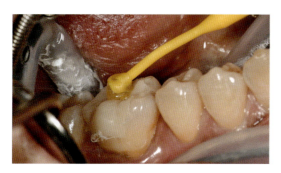

- 素早く修復物を窩洞に圧接して、エクスプローラーで押さえた状態でスティックを外し、再度よく圧接しながら、反応液を付けた筆で余剰セメントを拭いとる。また、アシスタントにしっかりと修復物を押さえさせながら、フロスを使って隣接面の余剰セメントを掻き出すように除去する

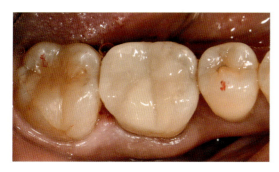

- 7分ほどで硬化が完了する。咬合調整と再度余剰セメントの有無を確認して、セメント除去用バー（マニー）などで最終除去を行い、最終研磨を行う

3章　症例呈示

【参考症例】CAD/CAM アンレー

※本症例は CAD/CAM アンレーの症例であり保険算定の対象とはなりませんが、参考として掲載しております（2024年12月現在）

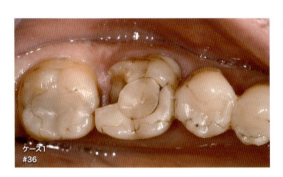

- ⌊6 の CR 充塡の破折と二次う蝕で、歯冠の崩壊が大きく、バルクベースハードⅡ（サンメディカル）を使ってコアビルドアップを行うこととした

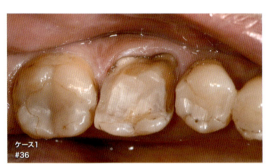

- 最小限のビルドアップを行い、形成を完了させた。寒天アルギン酸の連合印象を行い、模型製作、モデルスキャン、CAD デザイン、ミリングにて CAD/CAM アンレーを完成させた

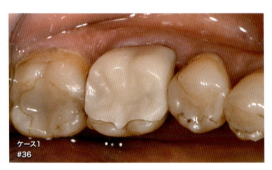

- 口腔内で試適を行い、隣接面コンタクトを調整した。適合が良好だったので、口腔外で中研磨まで仕上げ、咬合コンタクトは少し強かったので接着した後に調整することにした

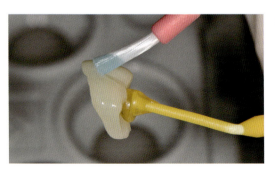

- 隣接面コンタクトや、マージン部分にウォッシャブルセップを塗布して乾燥させる。塗布することにより、接着後の残留セメントの除去が容易になる。被着面に付けないように、注意深く塗布することが重要である

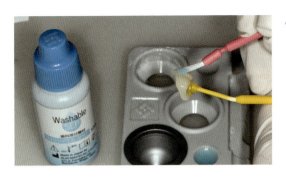
- 接着完了後には、3wayシリンジの水洗で残留セメントを容易に落とすことができる。このステップを行うことで、接着後のセメント除去の効率が格段にアップする

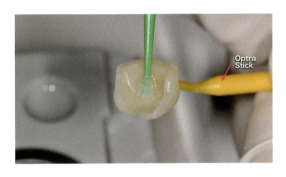
- 修復物の内面にはγ-MPTS（シラン処理剤）を含有するM&Cプライマー（サンメディカル）を塗布して乾燥させる。繰り返し重ねて塗ると、シラン皮膜にさらにシラン皮膜が重なって剥離を招くため、薄い皮膜になるよう一度で塗布する

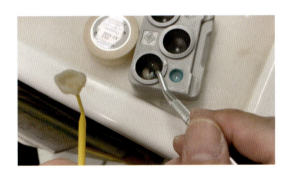
- 反応液の中に計量カップ1杯のEXポリマー粉末を加え、混和泥を滑らかになるよう均一に混ぜる。10秒間ほどでペースト状になるので、筆ですくってインレーの内面に盛りつける

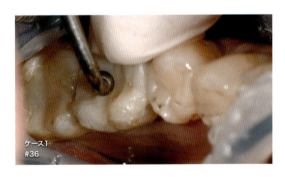
- セメントを塡入したインレーを支台歯へ圧接してセットし、反応液に浸した筆で大まかにセメントを除去する。隣接面に入った半硬化セメントはフロスシルクで除去する

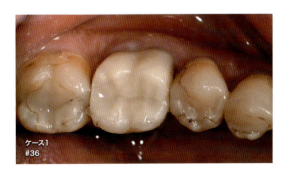
- 接着が完了したら咬合調整を行い、口腔内で研磨をして完成

column
保険収載のCAD/CAM修復物の「キャラクタライゼーション」

内堀七海（株式会社セラムジャパン・歯科技工士）

保険診療における「CAD/CAM修復物」に前歯部への適用も加わったことから、単純に削り出しと研磨のみでは、ブロックの段階的なシェードに対応できないことも散見される。技工サイドでは口腔内写真を元に、要望に応じた対応を迫られることもあり、日常的に行っている「キャラクタライゼーション」について記載する。

CAD/CAMブロックの光学特性は、天然歯のエナメル質に近似するように製造されており、一般的に行われてきたグラスセラミックへのステイングレーズの演色のコンセプトに準じて行うことで十分な効果を得ることが可能である。

筆者はシェーディングとグレーズにYAMAKINのNu:leコートを使っている。このレジン材料用のステイン・グレーズ材は、適度な粘稠性を備えた「リキッド」と、粘稠性を高めた「ジェル」があり、リキッドは一度塗り皮膜厚さは5〜15μm（ダークブラウンHVのみ20〜50μm）、ジェルは20〜50μmで、混ぜることで皮膜厚みの調整をすることもできる。

色は透明度の高い「クリアー」以外に11色のカラー・リキッドとシェードコントロール用のA〜Dプラスが4色あり、色を混ぜることで中間色を作ることもでき、レジン系のマテリアルである、PMMAからコンポジット、PEEK、PEKKへのキャラクタライジングに有用性が高い。

また、このマテリアルは長期的な耐久性があり、同社のテストでは7年間の耐久性が示されている。またラボサイドはもちろん、口腔内でも塗布使用できるので、ダイレクトコンポジットやセット後のCAD/CAM冠などにも手軽にキャラクタライゼーションを行うことができる優れた汎用性のあるマテリアルである。

ケースは65歳、男性の患者で、|3、|4のCAD/CAM冠の製作を行った。隣在歯のシェードが全体的にクロマが強く、在庫のブロックでは対応できなかったので、ステイングレーズを行うこととした。

前処理として、30〜50μmの粒径の酸化アルミナを使い、0.1MPa〜0.2MPa（1〜2気圧）で処理したのちに、精製水を使って超音波洗浄を行い、その後完全に乾燥させる。

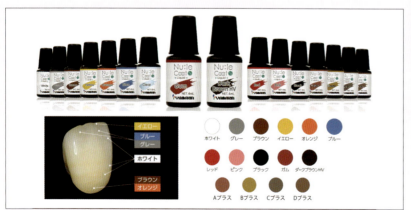

図❶ Nu:leコートのカラー・ラインアップ。色が淡く、重ね塗りが可能で使いやすい。また、カラーリキッドを混ぜ合わせることにより幅広いシェードへの対応が可能である

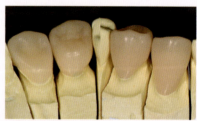

図❷ 削り出しを行った後にスプルーをカットし調整した状態

色つけの手順

1 歯頸部と咬合面に、Aプラスを2度塗りして軽く（30秒ほど）光重合を行う

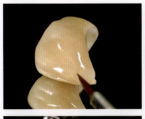
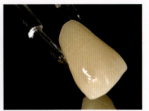

A〜Dプラスはビタ A－D シェードガイドに沿ったもので、Aは赤色形を示す。

2 切縁にマメロンの隙間に沿うように「Blue」を薄く塗布する。このとき、色が強ければクリアーを混ぜて薄い色で塗布する

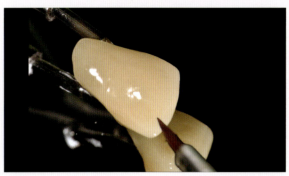

3 4の咬合面のフィッシャーに「Brown」をエキスプローラーを使って塗布する

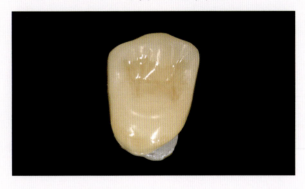

4 クリアーを全体に塗布して、最終光重合を行い完成させた。目的のシェードに合わせることができた

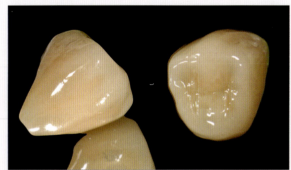
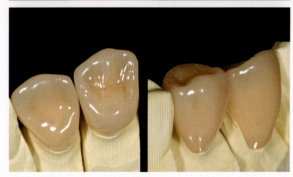

　ポイントとしては、口腔内写真を参考にして、リキッドの色調調整を行う。リキッド自体は粘稠性が低く作業はしやすいが、多少の粘稠性がほしいため、塗布前に一定時間リキッドを静置して粘稠性を獲得してから色調の調整を行った。

　ポーセレンのキャラクタライジングと比較すれば、目視で最終の演色が確認できることで「リアル・ステイン」のような演色が確立できるので、CAD/CAM冠にとって非常に有益なキャラクタライゼーションの方法であるといえる。

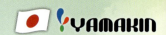
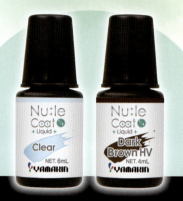

満足のいく仕上がりをもっと手軽に

レジン用表面滑沢キャラクタライズ材

Nu:le Coat
ヌールコート

CAD/CAM冠の艶出し、キャラクタライズに

クリアーで手間が
かからず簡単艶出し

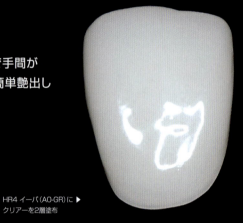

HR4 イーバ（A0-GR）に
クリアーを2層塗布

ダークブラウンHVで
小窩裂溝部を再現

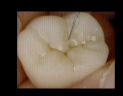
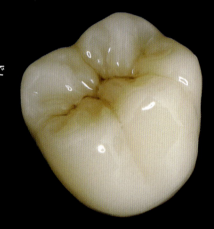

リキッド（クリアー）（6mL）3,000円
リキッド（カラー）（4mL）全15色 各4,200円
ジェル（2mL）4,800円

Nu:leコート
特設サイト
詳細やサンプルの
お申し込みはこちらから

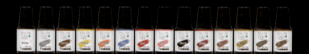

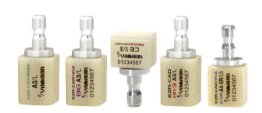

保険適用 CAD/CAM冠用材料
KZR-CAD HR ブロック シリーズ

- 高強度とフッ素徐放性を両立。
- CAD/CAM冠用材料（Ⅰ）～（Ⅳ）をラインアップ。
  いずれの製品も同じ色調コンセプトのため、併用する際、前歯部から
  小臼歯、大臼歯まで同じ感覚で色調選択が可能です。

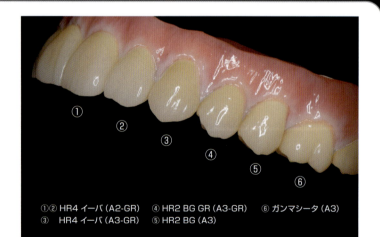

① ② HR4 イーバ（A2-GR）　④ HR2 BG GR（A3-GR）　⑥ ガンマシータ（A3）
③ HR4 イーバ（A3-GR）　⑤ HR2 BG（A3）

価格は希望ユーザー価格（税抜き）です。

製造販売元
YAMAKIN株式会社
〒781-5451 高知県香南市香我美町上分字大谷1090-3

テクニカルサポート （9:00～17:00）サンキュー ヨクツツク
0120-39-4929

大阪・東京・名古屋・福岡・仙台・高知
生体科学安全研究室・YAMAKINデジタル研究開発室
https://www.yamakin-gold.co.jp

Nu:leコート
管理医療機器　歯科表面滑沢硬化材（高分子系歯冠用着色材料、歯科レジン用接着材料、歯科レジン系補綴物表面滑沢硬化材、歯科接着・充填材料用表面硬化保護材、歯面コーティング材）　認証番号：303AABZX00051000
KZR-CAD HR ブロック2
管理医療機器　歯科切削加工用レジン材料 CAD/CAM冠用材料（Ⅰ）　認証番号：226AABZX00171000
KZR-CAD HR ブロック2 BGy
管理医療機器　歯科切削加工用レジン材料 CAD/CAM冠用材料（Ⅱ）　認証番号：304AKBZX00009000
KZR-CAD HR ブロック3 ガンマシータz
管理医療機器　歯科切削加工用レジン材料 CAD/CAM冠用材料（Ⅲ）　認証番号：303AKBZX00111000
KZR-CAD HR ブロック4 イーバy
管理医療機器　歯科切削加工用レジン材料 CAD/CAM冠用材料（Ⅳ）　認証番号：304AKBZX00010000

column 保険に適用された CAD/CAM 冠と PEEK 冠の予後の管理

角田まり子（西新宿歯科クリニック・歯科衛生士）

1. 患者の口腔内の補綴物のマテリアルの事前把握

再来院した患者の口腔内をチェックする際は、事前に補綴のマテリアルを把握しておくことが重要です。X線写真、保険のカルテ、自費のカルテ、衛生士業務表、パーソナルレポートなどで調べます（図1、2）。

口腔内の状況と補綴のマテリアルの種類を把握することで、事前にトラブルの想定が可能になります。また、問診時に主訴や愁訴を共有することで患者の信頼を獲得し、必要な機材の準備も整えられます。

ただし、患者自身がセラミックとCAD/CAM冠の区別がつかない場合がときどきあるため、注意が必要です。セラミックの破折やチッピングは患者にとってストレスですが、CAD/CAM冠だと理解すると安心する方もいます。PEEK冠はあきらかな色の違い（アイボリー色）があるため、患者も混乱しないようです（図3、4）。

CAD/CAM冠は症例数が多く、比例して破折や脱離の経験も多くあります。一方、PEEK冠は高強度で破折リスクが少ないため、現段階では破折や脱離の経験がありませんが、長期的な経過観察が必要です。

2. 口腔内の補綴物と周囲組織の現状把握

口腔内診査

患者の愁訴を聴取し、歯肉の発赤や出血、物が挟まる、フロスが引っかかる、舌触りが悪い、においが気になるなどの症状を確認します。新しいマテリアルを使用した後に愁訴を改善すると成功体験となり、その後の治療への信頼に繋がります。

確認すべき内容

☐補綴物の脱離や破折、早期接触または咬合性外傷の有無
　咬合紙や指で動揺を確認します。

☐周囲組織の炎症の有無
　炎症や出血がないかを確認したうえで、清掃や適切なセルフケアの指導を行います。

☐セメント残留
　プローブでマージンを探知し（図5）、残留がないかを調べます。マージンが滑沢でない場合や辺縁歯肉の発赤があれば、セメント残留の可能性

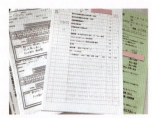
図❶　事前に確認する資料

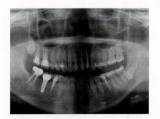
図❷　X線写真

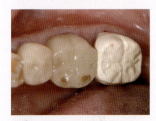
図❸　CAD/CAMインレーとPEEK冠

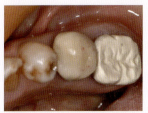
図❹　CAD/CAM冠とPEEK冠

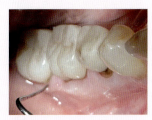
図❺　CAD/CAM冠の周囲をプローブで探知

が高いです。薄いセメントであれば、探針やデブライドメント用インスツルメントでなぞるだけで除去できることもあります。厚く堆積したセメントは歯科医師に依頼し、セメント除去用バーまたは104のバーを使用して除去してもらいます（図6～9）。

□露出している根面

補綴物と歯肉の間にある歯質は根面う蝕や知覚過敏のチェックが必要です。象牙質の保護や、歯肉退縮による根面露出、PMTC後の知覚過敏には、ビバセンス（オーラルスタジオ）、MSコートF（サンメディカル）、ティースメイト ディセンシタイザー（クラレノリタケデンタル）などの薬剤を塗布します（図10、11）。

□接着部

経年劣化や接着剤の劣化による隙間ができていないかを確認します。

3. 清掃の方法

CAD/CAM冠の場合

高分子レジンとセラミックを混合した複合材料のため、表面を傷つけないようにすることが重要です。プロケアではジェルを使用し、プロフィーカップで表面を滑沢にします（図12）。

PEEK冠の場合

高い強度と耐着色性を有していますが、研磨剤は推奨されておらず、高速回転で研磨すると研磨面が毛羽立つことがあります。プロフィーカップで滑沢にするか、光沢を出すためのコンポマスター（CA）などを使用します。

※CAD/CAM冠、PEEK冠、いずれも超音波スケーラーの先端による物理的な傷や熱の発生によるチッピングのリスクがあるため、使用は避けるべきです。マージンはエアフロー（エリスリトールパウダー）で清掃することもあります。

4. フッ化物の使用

フッ化物の使用はマテリアルに対しては必要ありませんが、う蝕リスク

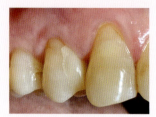

図❻ CAD/CAMインレーに薄いセメントが残留

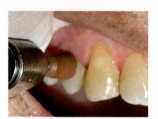

図❼ CAD/CAMインレーをシリコンポイントで研磨

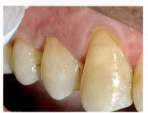

図❽ CAD/CAMインレーの研磨後

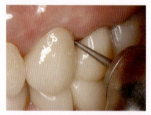

図❾ CAD/CAM冠、歯肉縁下の硬いセメントはタービンバーにて除去

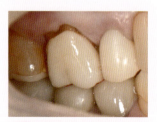

図❿ CAD/CAM冠の歯肉退縮による根面露出

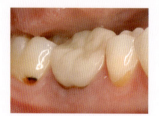

図⓫ CAD/CAM冠、根面う蝕

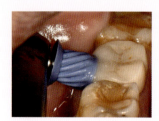

図⓬ CAD/CAM冠をプロフィーカップにて研磨

の高い方には歯に塗布することがあります。その際は、フッ化物の種類に注意が必要です。ポーセレンやCRにリン酸などで酸性化した酸性フッ化物を繰り返し使用すると、表面が粗造になり劣化することがあるため、中性のフッ化物を推奨します（図13）。

5. 患者への指導（セルフケア）

CAD/CAM冠、PEEK冠は根面の露出象牙質の管理に重点を置いたセルフケアが重要です。以下のポイントをセルフケア指導の際に伝えます。また、PEEK冠はチューインガムが粘着しやすいという愁訴が散見されるので、注意が必要です（図14、15）。

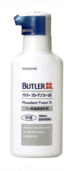

図⓭ 中性のフッ化物

注意が必要な物
- 硬い歯ブラシ、研磨粒子の大きい歯磨剤（タバコのヤニ取り用や粒子の大きいものなど）。
- 丸い形状の回転ブラシ。清掃率は高いですが、歯肉溝の清掃が不十分になり、歯肉炎の原因になることがあります。
- ワイヤー入りの歯間ブラシ。サイズの選択と入れる方向を誤ると、ワイヤー部位で傷がつく可能性があります。

おすすめの物
- 歯ブラシの毛のかたさは、露出象牙質を清掃できるように、やわらかめ～普通を推奨します。
- 音波ブラシは、歯頸部のケアにおすすめです。磨く力が強いイメージがありますが、やわらかいブラシ（例：プレミアムガムケア）を選ぶことで摩耗も少なく、ケアが可能です。
- 歯磨剤は、露出している象牙質のケアとしてCheck up ルートケアやシュミテクトなどを推奨します。うがいは薬液が口腔内に残るように少量ですすぐことが重要です（図16）。
- 併用する物としては、歯間ブラシ、フロス、タフトブラシがあり、ノンワイヤータイプややわらか歯間ブラシをおすすめします。とくにフロスの使用は、歯肉炎やプラーク付着率を下げるため、可能なかぎり推奨しています。

プロケアとセルフケアの両立により、良好な口腔内を長期間維持できるよう、患者と協力していきたいと思います。

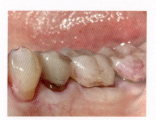

図⓮ CAD/CAM冠、染め出し後

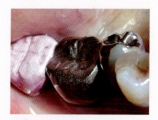

図⓯ PEEK冠、染め出し後

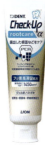

図⓰ 根面露出部にチェックアップルートケアα

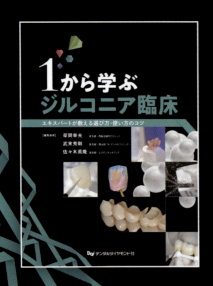

1から学ぶ ジルコニア臨床
エキスパートが教える選び方・使い方のコツ

【編集委員】
草間幸夫（東京都・西新宿歯科クリニック）
武末秀剛（東京都・西池袋TKデンタルクリニック）
佐々木英隆（東京都・エスデンタルオフィス）

強く・美しいジルコニアをもっと身近にする、実践的ハウツーを凝縮！

ジルコニアは強固で生体親和性に優れたマテリアルであり、審美性もこの数年で飛躍的に改善されています。CAD/CAMや口腔内スキャナーなどに代表されるデジタルデンティストリーやメタルフリー治療に欠かすことのできないマテリアルであり、歯科臨床で使用される機会は増加の一途を辿っています。本書はジルコニアの臨床応用にあたり注意すべきこと、ジルコニアの材料特性を活かした使い方、臨床の手技、メインテナンス時の注意点などについて簡潔にまとめられており、すぐに役立つQ&A集も収載しています。ジルコニア臨床を基礎から学びたい先生方に、ぜひおすすめしたい一冊です。

A4判変型・132頁・オールカラー　本体7,200円+税

CONTENTS

序章　歯科用ジルコニアのいま
現在の歯科用ジルコニアトレンド総論
伴 清治　愛知学院大学歯学部　歯科理工学講座

1章　これで納得！マテリアルの選択
- 診査・診断 なぜジルコニアを選択するのか？
- マテリアルの特徴を知ろう ディスクマテリアル
- マテリアルの特徴を知ろう ブロックマテリアル
- ジルコニア修復物のタイプと選択
  レイヤリング・フルカントゥアだけではない！
- 技工指示書の書き方とマテリアルの選択 どれを選べばよいの？

2章　臨床応用 基本の"き"
- ジルコニア臨床の流れ
- チェアーサイドでのジルコニア修復物製作の作業工程
- ジルコニア修復物のシェードマッチング
  メタルボンドやグラスセラミックとは少し異なる　他

3章　ジルコニア臨床 Q&A
- ジルコニア修復物の料金体系はどのように決めたらよいですか？
- ジルコニア臨床について、どうやってスキルアップを図っていけばよいですか？　他

デンタルダイヤモンド社

エンドクラウン
理論と実践を徹底解説

編著
正木千尋（九州歯科大学 口腔再建リハビリテーション学分野）
渡辺崇文（九州歯科大学 顎口腔欠損再構築学分野）
駒形裕也（九州歯科大学 生体材料学分野）

保険収載により大注目のエンドクラウン
材料選択、形成、接着等の勘どころや文献学的考察をまるっと解説！

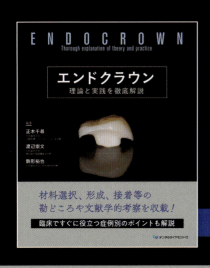

大臼歯CAD/CAM冠（エンドクラウン）が保険収載されたことにより、エンドクラウンが国内で注目を集めています。
エンドクラウンとは、歯冠部と髄室保持構造が一体化した歯冠補綴装置であり、CAD/CAM技術とミニマルインターベンション（MI）の考え方が融合した新しい低侵襲な補綴治療です。
本書にはエンドクラウン臨床における材料選択や形成、接着等の勘どころに加えて、エンドクラウンの歴史や臨床成績など文献学的考察も収載されています。実際の臨床における注意点などもさまざまな角度から解説されており、多くの臨床家にお役立ていただける書籍に仕上がっています。

AB判・108頁・オールカラー　本体7,000円＋税

詳しい情報はこちら

CONTENTS

Chapter1 総論
- エンドクラウンの概要
- エンドクラウンの歴史
- 従来型クラウンとの違いと特長
- エンドクラウンの臨床成績
- エンドクラウンに使用される材料

Chapter2 臨床手順
- CR裏層
- 支台歯形成
- 印象採得、咬合採得
- 歯科技工操作
- 装着

Chapter3 症例
- 歯質が4壁残っていた症例
- 他院にて歯内療法後、補綴治療を行った症例
- 歯質の一部にクラックを有する症例
- クラウンレングスニングを併用した症例
- 歯牙移植を行った症例

デンタルダイヤモンド社

【著者プロフィール】

疋田一洋 （ひきた かずひろ）

北海道医療大学歯学部
口腔機能修復・再建学系　デジタル歯科医学分野

1987年　北海道大学歯学部卒業
1991年　北海道大学大学院修了（歯学博士）
1991年　北海道大学歯学部歯科補綴学第二講座　助手
1999年　北海道医療大学医療科学センター　講師
2002年〜2003年　ベルギー王国ルーベンカソリック大学　客員教授
2004年　北海道医療大学個体差医療科学センター　助教授
2012年　北海道医療大学歯学部口腔機能修復・再建学系高度先進
　　　　補綴学分野　准教授
2015年　北海道医療大学歯学部口腔機能修復・再建学系デジタル
　　　　歯科医学分野　教授
現在に至る

草間幸夫 （くさま ゆきお）

東京都・西新宿歯科クリニック

1979年　城西歯科大学卒業
1991年　医療法人社団 研整会 西新宿歯科クリニック開設
2006年　ISCD (International Society of Computerized Dentistry)
　　　　CEREC Trainer
2007年　JSCAD (Japanese Society of Computer Aided Dentistry)
　　　　副会長
2012年　JSCAD会長（〜2020年）
2013年〜 ISCD CEREC International instructor
現在に至る

Dentsply Sirona Japan インストラクター
Ivoclar Vivadent インストラクター
Ivoclar Vivadent アジアン・オピニオンリーダー
CAMLOG インプラントシステム公認インストラクター
日本デジタル歯科学会　理事
日本口腔インプラント学会会員　専門医
日本歯科理工学会　会員
Academy of Digitalized Dentistry Founder

保険改定対応　CAD/CAM修復物入門
CAD/CAM冠、CAD/CAMインレー、PEEK冠導入ガイド

発行日　2025年2月1日　第1版第1刷
著　者　疋田一洋　草間幸夫
発行人　濵野 優
発行所　株式会社デンタルダイヤモンド社
　　　　〒113-0033 東京都文京区本郷 2-27-17 ICN ビル 3F
　　　　電話 = 03-6801-5810 (代)
　　　　https://www.dental-diamond.co.jp/
　　　　振替口座 = 00160-3-10768
制　作　株式会社バズカットディレクション
印刷所　株式会社エス・ケイ・ジェイ
ⓒ Kazuhiro HIKITA/Yukio KUSAMA, 2025
落丁、乱丁本はお取り替えいたします

●本書の複製権・翻訳権・上映権・譲渡権・公衆送信権（送信可能化権を含む）は㈱デンタルダイヤ
モンド社が保有します。
● JCOPY 〈(社)出版者著作権管理機構 委託出版物〉
本書の無断複写は著作権法上での例外を除き禁じられています。複写される場合は、そのつど事前に
(社)出版者著作権管理機構（TEL：03-5244-5088、FAX：03-5244-5089、e-mail：info@jcopy.
or.jp）の許諾を得てください。